Blütenessenzen

Repertorium ihrer Wirkungsweisen

Richard Katz/Patricia Kaminski

Richard Katz/Patricia Kaminski

Blütenessenzen

Repertorium ihrer Wirkungsweisen

LAREDO VERLAG MÜNCHEN

Titel der Originalausgabe: ***Flower Essence Repertory***

A comprehensive reference to the FES essences and traditional English flower remedies. Including over 1.400 entries arranged by qualities, and by essence name. Published by the Flower Essence Society.

Deutsche Erstveröffentlichung 1987
3. überarbeitete Auflage 1991

Übersetzung der ersten Auflage: Herbert A. Thelesklaf 8000 München 81
Übersetzung der zweiten Auflage: Elfriede Westermeier 8011 Baldham

Umschlaggestaltung: Grafikstudio Augsburg

Druck und Herstellung: Greiserdruck Rastatt

Printed in Germany

ISBN 3-927518-16-6

EINFÜHRUNG

ÜBERBLICK

Mit Blütenessenzen Therapierende können auf ungemein vielfältige Weise lernen, wie diese Essenzen wirken. Die grundlegendste Art ist, einfach die Wirkung der Blütenessenzen in klinischem oder persönlichem Versuch zu beobachten. Auch wenn die Blütenessenzen in einem sehr subtilen Bereich wirken, der von der modernen Wissenschaft noch nicht hinlänglich erfaßt ist, zeigen sie doch reale und bemerkenswerte Resultate. Wir können die Art und Weise, wie diese Essenzen tatsächlich wirken, nicht immer genau sehen, wir können aber sozusagen ihre „Fußspuren" auf dem Weg zur Besserung des jeweiligen Patienten feststellen. Daß die Blütenessenz greift, ist dann an einer Änderung der Lebenseinstellung, einer Verbesserung der Gefühlslage, Änderung des Lebensstils und sogar einiger physiologischer Reaktionen abzulesen, da die im nichtphysischen Bereich veranlaßte Umstellung bis zum Körperbewußtsein durchsickert.
Eine von Urteilskraft erhellte Beobachtung und anschauendes Verstehen ist die Basis für die richtige Auswahl der Blütenessenzen. Das FES-REPERTORIUM der Blütenessenzen bietet dazu eine nützliche Hilfe.
Es ist weniger das Ziel eines Repertoriums, die Wirkung der einzelnen Mittel detailliert zu beschreiben, als vielmehr einen Überblick über die psychologischen Phänomene zu geben, die in der Therapie mit Blütenessenzen eine Rolle spielen.
Die Essenzen sind in verschiedenen, übergeordneten Kategorien gruppiert, die mit einem Stichwort benannt wurden. In kurzen Sätzen wird jeweils beschrieben, was jede Essenz speziell auszeichnet. Sowohl die „positiven" als auch die „negativen" Merkmale sind aufgezeichnet, so daß der Therapeut entweder das Problem, das dem Menschen zu schaffen macht, nachschauen kann, oder welche positiven Eigenschaften entwickelt werden sollen.
Das FES-REPERTORIUM gibt einen generellen Überblick über viele verschiedene Kategorien bzw. Stichwörter. Es sollte jedoch nicht als erschöpfendes Kompendium angesehen werden. Die so vielfältigen subtilen Bewußtseinszustände voll festzuhalten, wie sie von den Blütenessenzen angerührt und beeinflußt werden, würde kaum möglich sein und würde in jedem Fall ein lexikalisches Werk erfordern. Ziel war, Wirtschaftlichkeit und Verständlichkeit so zu vereinen, daß das Repertorium ein handliches Nachschlagewerk für den praktizierenden Therapeuten sein kann.

HINWEISE FÜR DEN PRAKTISCHEN GEBRAUCH

Teil I des REPERTORIUMS enthält Stichwörter für sowohl positive als auch negative Indikationen, um danach die Essenzen auszuwählen. Unter jedem Stichwort findet sich

eine Reihe von Beschreibungen, die jeweils für eine Essenz zutreffen, um die Auswahl der unter der betreffenden Rubrik genannten Blütenessenzen zu ermöglichen.
Die im ersten Teil des REPERTORIUMS erwähnten Blütenessenzen sind alphabetisch in Teil II, zusammen mit den Stichwörtern, die für jede Blütenessenz zutreffen, aufgeführt. Außerdem ist bei jeder Essenz noch eine kurze Zusammenfassung ihrer Eigenschaften beigefügt. Wenn man anhand der Stichwörter nachsieht, welche verschiedenen Anwendungsgebiete für eine bestimmte Blütenessenz zutreffen, so ergibt sich ein abgerundetes Bild über die bestmögliche Eignung einer Blütenessenz für eine bestimmte Situation. Auch können auf diese Weise leicht Erkenntnisse über weitere in Betracht kommende Essenzen gewonnen werden.
Sie können Teil II auch als Querverweis benützen, um weitere Essenzen für das Zusammenstellen einer Mischung herauszufinden. Zum Beispiel haben Sie vielleicht unter dem Stichwort „Kommunikation" in Teil I die Essenz Trumpet Vine gewählt. Wenn Sie unter Trumpet Vine in Teil II beim Querverweis nachsehen, können Sie feststellen, unter welchen anderen Stichwörtern in Teil I Trumpet Vine noch angezeigt ist. Wenn Vitalität und Zuversicht bei Kommunikationsproblemen des Patienten eine Rolle spielen, können Sie diese beiden Kategorien zu Rate ziehen, um herauszufinden, welche anderen Essenzen eventuell noch in Frage kämen, um die Wahl von Trumpet Vine zu ergänzen.
Teil II ist auch nützlich, um einen Überblick über alle in diesem REPERTORIUM aufgeführten Blütenessenzen zu vermitteln. (Weitere Literatur ist zu beziehen über Flower Essence Services, P. O. Box 1769, Nevada City, CA95959, USA, Telefon 001 916-265-0258, Telex 760 7598 für diejenigen, die eingehendere Informationen über die Blütenessenzen und ihre Anwendung in der klinischen Praxis erhalten wollen.)
Wir haben all jene Essenzen in das Nachschlagewerk für Blütenessenzen aufgenommen, die wir durch die Zeit und klinisch als zuverlässig getestet ansehen. Hier sind die 38 traditionellen Blütenessenzen eingeschlossen sowie der Grundstock von 72 durch die Flower Essence Services entwickelten und erprobten Essenzen und einige wenige vielversprechende Essenzen aus der Forschung. Da dem Therapeuten somit ca. 120 Essenzen zur Wahl stehen, kann er präzise die spezifischen Symptome und Bedürfnisse seiner Patienten angehen.
Dieses Nachschlagewerk über Blütenessenzen soll speziell eine Hilfe im Zusammenhang mit der Befragung (Anamnese) des Patienten sein. Jede Person benutzt beschreibende Sätze oder Begriffe zur Situation, und diese können dann als Ausgangspunkt einer weiteren Bestimmung der Blütenessenzen genutzt werden. Wenn z. B. das Problem der Kommunikation mit anderen Menschen als wichtig empfunden wird, kann der Therapeut die verschiedenen unter dem Stichwort „Kommunikation" verzeichneten Essenzen in Erwägung ziehen. Mit Hilfe der unter dem Stichwort angeführten Gesichtspunkte kann der Therapeut weitere Fragen stellen und so die geeigneten Blütenessenzen wählen. So wie Therapeut und Patient gemeinsam daran gehen, die hauptsächlichen Problemkreise und die dafür geeigneten Mittel herauszufinden und dabei Einigung zu erzielen, wird eine harmonische innere Verbindung zwischen beiden aufgebaut.

VERTIEFEN DER ARBEIT MIT BLÜTENESSENZEN

Unser REPERTORIUM ist dazu gedacht, das Auswählen der Blütenessenzen sowohl für den Therapeuten als auch für den Patienten zu erleichtern. Auch wenn viele Arten intuitiven Testens hilfreich sein können, so ist auch eine erweiterte, bewußt wahrnehmende Kenntnis für diesen therapeutischen Ansatz wichtig. In dem Maße, wie wir uns die Eigenschaften der Blütenessenzen klar machen, dringen wir allmählich ein in eine neue Sprache des Helfens, eine Sprache, die sich noch verborgen hält in den Tiefen der menschlichen Seele, die sich offenbart in den Formen und Gebärden der blühenden Pflanzenwelt.

Wir hoffen, daß Ihnen dieses REPERTORIUM DER BLÜTENESSENZEN in Ihrer Erforschung der Phänomene im Bereich der Blütenessenzen hilfreich sein wird. Sowohl sein Inhalt als auch seine Struktur sind das Ergebnis jahrelanger Kontakte mit Therapeuten, sorgfältiger Analysen von Fallstudien, klinischer Untersuchungen und von Berichten aus der Praxis, die uns von einer begrenzten Anzahl von Therapeuten zugingen, denen wir eine Versuchsausgabe des REPERTORIUMS zukommen ließen. Außerdem fußen wir natürlich auch auf der letzten Ausgabe, die über ein Jahr lang vertrieben wurde. Trotz dieser gewissenhaften Bemühungen sind wir der Meinung, daß unsere Forschungen auf diesem Feld sich ständig erweitern und vertiefen werden. Deshalb freuen wir uns über Ihre Hinweise und Vorschläge, wie das Nachschlagewerk für zukünftige Ausgaben verbessert werden könnte.

Richard Katz und Patricia Kaminski, Co-Direktoren der Flower Essence Society, Nevada City, Kalifornien,

DIE FLOWER ESSENCE SOCIETY

Earth Spirit, Inc., ist eine gemeinnützige, dem Bildungswesen angehörige Organisation, die fördernd auf dem Gebiet der Erziehung, Forschung und praktischen Lebenserfahrung wirkt, soweit diese die spirituelle Identität der mit der menschlichen Kultur in Harmonie befindlichen Natur betreffen.

Die *Flower Essence Society* ist augenblicklich der größte und aktivste Zweig von Earth Spirit, Inc. Die Mitglieder dieser Gesellschaft sind Therapeuten in aller Welt, die Forschungs- und Lehrprogramme durchführen, welche das Verständnis der Blütenessenzen als einer Form der Therapie vertiefen. Zu ihren Aktivitäten zählen Feld- und klinische Forschung über viele Pflanzenarten in Nordamerika und andernorts, die als Essenzen verwendet werden, sowie Schulungsprogramme und Seminare.

Anfragen wegen Mitgliedschaft, Dienstleistungen und Veröffentlichungen richten Sie bitte an Flower Essence Society, P. O. Box 459, Nevada City, CA 95959, USA, Telefon 001-916-265-9163.

TEIL 1:

AUFLISTUNG NACH STICHWÖRTERN

ABHÄNGIGKEIT (siehe DESTRUKTIVITÄT, SUCHT)

ABLENKUNG (distraction)

— bei Hang zum Tagträumen — CLEMATIS
— bei Hang, sich durch Nebensächlichkeiten ablenken zu lassen — MADIA

ABUSUS (abuse) (siehe DESTRUKTIVITÄT, SUCHT)

ADOLESZENZ (adolescence) (siehe JUGENDALTER)

ÄLTLICH (elderly) (siehe ALTERN)

ÄNGSTLICHKEIT (anxiety)

— ohne bekannten Grund — ASPEN
— zur Beruhigung übermäßiger Angstzustände — CHAMOMILE
— gegen übermäßiges Bemühen um Perfektion — ELM
— bei zu großen Sorgen um nichtige Alltagsprobleme — FILAREE
— bei Angst in Gegenwart anderer, Unsicherheit und Furcht — GARLIC
— bei übergroßer Angst und Nervosität bezüglich des täglichen Lebens; bei alltäglichen Befürchtungen, Verdrießlichkeit, Zaghaftigkeit — MIMULUS

ÄRGER (anger) (siehe ZORN)

AGGRESSIVITÄT (aggressiveness)

— bei Neigung zu Ungeduld, Herrschsucht und Rechthaberei — IMPATIENS
— für positive Führungsrolle; zum Ausgleich einer Neigung zur Selbstverherrli chung — LARKSPUR
— für positive Stärke und Durchsetzungsvermögen angesichts widriger Umstände; für kämpferische Qualitäten — MOUNTAIN PRIDE
— zum Ausgleich männlich-aggressiver Qualitäten durch Kontakt mit dem Höheren Selbst; als Gegenmittel gegen exzessives Geltungsbedürfnis — SUNFLOWER
— bei übertriebener Neigung sich durchzusetzen, überzogener Männlichkeit; gleicht diese mittels weiblicher Elemente aus — TIGER LILY

— zum Überwinden von Habsucht oder Machtgier — TRILLIUM
— für gesundes Durchsetzungsvermögen, besonders beim Sprechen — TRUMPET VINE
— bei Neigung, eigene Wünsche vor die der anderen zus stellen; wenn Selbstkontrolle not tut — VINE

ALKOHOLISMUS (alcoholism) (siehe SUCHT)

ALTERN (aging)

— für Schutz beim Überqueren der Schwelle des Todes; während Operation oder lebensbedrohender Krankheiten; gibt Schutz für das Lockern der feinstofflichen Körper, das das Alter mit sich bringt — ANGELICA
— für zu kritische Einstellung; wenn es nötig ist zu vergessen und zu vergeben — BEECH
— bei niedriger Selbstachtung, dem Gefühl der Unwürdigkeit oder daß der Beitrag, den man geleistet hat, keinen Wert habe — BUTTERCUP
— um beim Altern das Gefühl des Verbundenseins mit der Erde aufrechtzuerhalten; für Menschen, die sich zu früh mit dem „Drüben" befassen — CALIFORNIA WILD ROSE
— bei Neigung, hilfsbedürftig zu scheinen und fordernd zu sein, Rückfall in kindisches Betragen — CHICORY
— bei Verträumtheit, bei „In-und-außer-dem-Körper-sein" — CLEMATIS
— bei vorwiegender Beschäftigung mit Problemen und Sorgen; für Menschen, die sich zu stark mit sich selbst befassen — HEATHER
— bei Neigung, in der Vergangenheit zu leben; Nostalgie — HONEYSUCKLE
— bei Unfähigkeit, sich zu konzentrieren oder die gesammelte Aufmerksamkeit auf Einzelheiten zu richten — MADIA
— für Mut, sich Hindernissen jeder Art und physischen Behinderungen zu stellen — PENSTEMON
— bei Vergeßlichkeit, die mit Schläfrigkeit verbunden ist — ROSEMARY
— um die innere Weisheit von Lebenserfahrungen zu entdecken; innere Zufriedenheit und Friede bei Betrachtung der Bedeutung des eigenen Lebens — SAGE
— bei Gefühlen von Vorwurf oder Bitterkeit dem Leben gegenüber; bei Neigung zur Verhärtung, wie bei Arthritis — WILLOW

ALTRUISMUS (altruism) (siehe UNEIGENNÜTZIGKEIT)

AMBIVALENZ (ambivalence) (siehe ZWIESPÄLTIGKEIT)

ANMUT (grace)

— für die Reinheit der Gefühle des Herzens — DEER BRUSH
— um einen feinen, gütigen und anmutigen Ausdruck zu erlangen, der Ausfluß ist eines ausgeglichenen emotionalen Lebens; um Unschuld und Anmut wiederherzustellen, die durch vergangene traumatische Erlebnisse verloren gegangen sein können — DOGWOOD
— für spirituelle Harmonie, ein Gefühl des Ganzseins — LOTUS
— um mit der „anima" in Berührung zu kommen, dem mehr sanften weiblichen Aspekt des Selbstes — STAR TULIP

ANNEHMEN (acceptance)

— echter Gefühle, die oft vor anderen versteckt werden — AGRIMONY
— der Andersartigkeit von anderen, wenn die Neigung besteht, kritisch oder verurteilend zu sein — BEECH
— des Bedürfnisses anderer, in Beziehungen frei zu sein — BLEEDING HEART
— seines Selbstwertes, besonders bei Neigung sich selbst auszulöschen — BUTTERCUP
— dessen was andere zu sagen haben; rechtes Zuhören — CALENDULA
— von tiefen, unterdrückten Emotionen, die ehrlich ausgedrückt werden sollten — FUCHSIA
— des Bedürfnisses anderer nach Mitgefühl und Verständnis, besonders wenn Neigung zu Feindseligkeit oder Eifersucht besteht — HOLLY
— von Gangart und Tempo anderer Menschen und der Ereignisse des Lebens — IMPATIENS
— von widrigen oder schwierigen persönlichen Umständen — PENSTEMON
— der inneren weiblichen Komponente (in Männern und Frauen) — QUINCE
— von Hindernissen, besonders bei Aufkommen eines Weltuntergangsgefühls — SCOTCH BROOM
— des Kindes in sich, um einen übermäßig ernsthaften Charakter auszugleichen — ZINNIA

APATHIE (apathy)

— bei Gleichgültigkeit dem Leben gegenüber; um mehr Begeisterungsfähigkeit aufzubauen; bei Mangel an Motivation, gesund zu werden, besonders bei sich hinziehenden Krankheiten — CALIFORNIA WILD ROSE
— um Hoffnung in jenen zu wecken, die alle Hoffnung aufgegeben haben — GORSE
— im Denken, bei geistiger Faulheit — PEPPERMINT
— bei Schwerfälligkeit, zu phlegmatischer Energieebene — TANSY

AUFGEWECKTHEIT (alertness)

- — für die Fähigkeit, voll da und wach zu sein, besonders bei Neigung seelisch zu schwimmen oder abzudriften — CLEMATIS
- — für Menschen, die von Eindrücken und Erfahrungen überwältigt werden — DILL
- — für geistige Sammlung und Konzentration, Aufmerksamkeit aufs Detail — MADIA
- — für Vitalität und Frische, um energiezehrende Suchtgewohnheiten zu überwinden — MORNING GLORY
- — um gesunde mentale Wachsamkeit und Aufgewecktheit anzuregen — PEPPERMINT
- — um alle Details ins Auge zu fassen und dabei das „große ganze Bild" zu sehen — RABBITBRUSH
- — für Menschen, deren Bewußtsein zu sehr in traumähnliche Zustände zerfließt — SAINT JOHN'S WORT

AUFMERKSAMKEIT (attention)

- — bei Bedürfnis nach übertriebener Aufmerksamkeit von seiten anderer — CHICORY
- — für verstärkte Aufmerksamkeit auf das Hier und Jetzt — CLEMATIS
- — für Konzentration der Aufmerksamkeit — MADIA
- — auf viele Einzelheiten, während man einen Überblick über das „ganzheitliche Bild" behält — RABBITBRUSH

AUSGLEICH und ABRUNDUNG (toner)

- — als allgemeines spirituelles Elixier für viele Kombinationen — LOTUS
- — um unstete, sprunghafte Verhaltensmuster zu glätten, die die Lebensenergie beeinträchtigen — MORNING GLORY
- — für das gesamte psychische Leben — MUGWORT
- — um andere stark wirkende Essenzen und Therapien ins Lot zu bringen; vermittelt Selbstvertrauen — SELF-HEAL
- — guter Zusatz zu Essenzen, die emotionale Läuterung vermitteln; bringt sanftes Lösen — YERBA SANTA

AUTORITÄT (authority)

- — wenn jemand zu abhängig ist von der Autorität anderer; unterwürfiger „Fußabstreifer", von äußerer Autorität die Berechtigung für sein Handeln und Denken sucht — CENTAURY
- — um inneres Wissen und innere Autorität anzuerkennen und anzunehmen; wenn jemand sich auf die Autorität anderer verläßt bei der Entscheidung, was wahr ist — CERATO
- — bei Konflikten, in denen Gefühle hinsichtlich des Vaters oder von Vaterfiguren eine Rolle spielen — SUNFLOWER

— für Menschen, die ihre Autorität anderen zu stark aufzwingen — VINE
— für Unabhängigkeit von der Autorität anderer; um den eigenen Lebensweg frei von den hindernden Einflüssen anderer zu entwerfen — WALNUT

BEHARRLICHKEIT (perseverance)

— trotz Rückschlägen; bei Neigung zu Depression — GENTIAN
— trotz Fehlern; um Fehler als Erfahrungslektion zu sehen — LARCH
— um gegen weltliche Unbill zu kämpfen; um ein spiritueller Kämpfer zu sein — MOUNTAIN PRIDE
— während eines langen Ringens; „marshafte" Tapferkeit — OAK
— durch innere Stärke, trotz offenbarer Erschwernisse und Hindernisse — PENSTEMON
— trotz Hindernissen und Schwierigkeiten in der äußeren Welt — SCOTCH BROOM

BEJAHRT (elderly) (siehe ALTERN)

BESITZGIER (possessiveness)

— in mitmenschlichen Beziehungen; bei dem Bedürfnis, die Liebe und Bindung eines anderen zu besitzen oder zu manipulieren — BLEEDING HEART
— wenn man ständig bedürftig oder fordernd ist; der typische „Nimmersatt" — CHICORY
— bei Geiz, Knickerigkeit und Unfähigkeit, sich selbst zu geben oder seinen Besitz zu teilen — STAR THISTLE
— bei Gier und Sucht nach Macht und Besitz — TRILLIUM

BESORGTHEIT (siehe ÄNGSTLICHKEIT)

BEWEGLICHKEIT (flexibility)

— für Anmut und Leichtigkeit im Leben, besonders bei Neigung, hart und kalt in den Gefühlen zu sein — DOGWOOD
— in Gruppensituationen; um alle Seiten eines Sachverhalts, alle Standpunkte zu erfassen — QUAKING GRASS
— um eine biegsamere Lebenshaltung einnehmen zu können; um übermäßig strikte Maßstäbe zu lockern — ROCK WATER
— um andere annehmen und ihnen vergeben zu können; um nachtragende Gefühle loslassen zu können — WILLOW

BEWUSSTMACHEN (awareness)

— für tiefdringende Einsicht in Emotionen — BLACK EYED SUSAN
— der Bedeutung dessen, was andere sagen — CALENDULA
— um zu tieferen Ebenen des Bewußtseins und Verstehens vorzustoßen, besonders hinsichtlich archetypischer Traumsymbole oder begrabener Informationen der Psyche — CHAPARRAL
— um die Lektionen vergangener Erfahrungen zu erkennen — CHESTNUT BUD
— unterdrückter Emotionen — FUCHSIA
— für mentale Klarheit und Konzentration — MADIA
— des physischen Körpers und der physischen Welt — MANZANITA
— für Bewußtheit während des Träumens und von Erfahrungen der spirituellen Schwelle; für größere psychische Empfindsamkeit — MUGWORT
— des „ganzheitlichen Bildes", das Überblicken aller Einzelheiten einer Situation — RABBITBRUSH
— der inneren Weisheit der Lebenserfahrungen, der Bedeutung des Lebens — SAGE
— von starken Emotionen, Zorn — SCARLET MONKEYFLOWER
— um sich bewußt zu werden, wie viele unterschiedliche Ideen dennoch eine Einheit bilden — SHASTA DAISY
— der Innenwelt; für inneres Hören, besonders größere Empfänglichkeit für subtile Bewußtseinszustände — STAR TULIP

BEZIEHUNGEN (relationship) (siehe SOZIALE BEZIEHUNGEN)

BLICKWINKEL (perspective)

— um nichtige Besorgnisse im größeren Zusammenhang des Lebensschicksals zu sehen — FILAREE
— um den Blickwinkel zu verändern, wenn jemand allzu materialistisch ist — HOUND'S TONGUE
— für einen Überblick über viele Einzelheiten, um das „große Ganze" zu sehen — RABBITBRUSH
— um Schwierigkeiten als Gelegenheiten anzusehen, in einer Welt zu dienen, die an einen ständig Herausforderungen stellt — SCOTCH BROOM
— um zu sehen, wie verschiedenartige Ideen ein sinnvolles Ganzes bilden — SHASTA DAISY

DENKEN (thinking) (siehe auch IDEEN, INTELLEKTUALISMUS)

— für die kreative Kraft der Gedanken, besonders um sie in den Willen zu leiten — BLACKBERRY
— für mehr Empfänglichkeit spiritueller Gedanken; für die Fähigkeit, Sinneseindrücke im Licht spiritueller Realität zu interpretieren — HOUND'S TONGUE

— wenn man schnell bei der Hand ist, die Gedanken anderer für sie zu Ende zu denken; wenn die Denkkräfte verlangsamt werden sollen — IMPATIENS
— für Stärke und Klarheit der Gedanken, um den Geist von Negativität zu reinigen — MOUNTAIN PENNYROYAL
— für waches, regsames Denken — PEPPERMINT
— für archetypisches und ganzheitliches Denken — SHASTA DAISY
— gegen wiederholte und zwanghafte Gedanken — WHITE CHESTNUT

DEPRESSION UND VERZWEIFLUNG (depression and despair)

— bei Entmutigung, besonders bei tiefem Gram und schwerem Herzen — BORAGE
— bei Apathie und Resignation — CALIFORNIA WILD ROSE
— bei Zweifel und Entmutigung durch Zurücksetzung oder Mißerfolg; bei Mangel an Glauben — GENTIAN
— bei Hoffnungslosigkeit; wenn man auf Leiden wartet — GORSE
— aus unbekannten Ursachen; sich überwältigt fühlen von einer „schwarzen Wolke" — MUSTARD
— während man fortfährt zu kämpfen — OAK
— bei Entmutigung angesichts von Hindernissen, besonders bei Weltuntergangs-gefühlen — SCOTCH BROOM
— bei extremer Qual; tiefe „Seelennacht" — SWEET CHESTNUT
— bei verinnerlichter Traurigkeit, besonders in der Brustregion, emotionalem Schmerz — YERBA SANTA

DESTRUKTIVITÄT (destructiveness)

— wenn man auf andere gern Kritik niederprasseln läßt — BEECH
— wenn versucht wird, den anderen zu beherrschen und zu manipulieren, um das Gefühl zu haben, man werde gebraucht — BLEEDING HEART
— im Gebrauch von Worten, Mangel an Wärme — CALENDULA
— unter extremem Streß, wenn die Herrschaft über die Ich-Kräfte verlorengeht — CHERRY PLUM
— wenn man sich fortwährend mit den eigenen Unvollkommenheiten und Unreinheiten befaßt — CRAB APPLE
— bei Neigung, das Selbst zu „verprügeln", Unfälle zu begehen; bei Mangel an Anmut — DOGWOOD
— bei starken negativen Gefühlen gegenüber anderen, Haß, Eifersucht — HOLLY
— durch übertrieben impulsives Verhalten — IMPATIENS
— durch schädliche persönliche Gewohnheiten und zügellosen, unberechenbaren Lebensstil, Drogenmißbrauch — MORNING GLORY
— wenn man hart gegen sich selbst ist, übermäßig sich selbst und seine Vergangenheit verurteilt, destruktive Emotionen gegen das eigene Selbst richtet — PINE
— bei Neigung zu plötzlicher oder blinder Wut, extremem Zorn, der, oft zunächst zurückgehalten, plötzlich losbricht — SCARLET MONKEYFLOWER

DIENEN (service)

— gegen den Hang zu übermäßig aufopferndem Dienen — CENTAURY
— um als Führer positiv und ausgeglichen zu sein — LARKSPUR
— um mütterliche Kräfte zu entwickeln, Kindern zu dienen — MARIPOSA LILY
— um Schwierigkeiten, in denen sich die Welt befindet, als Gelegenheit zum Dienen zu sehen — SCOTCH BROOM
— zum Ausgleich harten männlichen Geltungsdranges im Geschäftsleben durch weibliche Impulse — TIGER LILY
— für Zusammenarbeit mit anderen, um sich gegenseitig zu unterstützen — TRILLIUM
— um tyrannische Neigungen in positives Dienen für andere umzuwandeln — VINE
— in zwischenmenschlichen Beziehungen; um Hochmut oder zu große Zurückhaltung zu überwinden — WATER VIOLET

DESASTER (disaster) (siehe NOTFALL)

DROGENMISSBRAUCH (drug abuse) (siehe SUCHT)

DUNKLE SEITE (shadow side) (siehe auch NIEDERES SELBST)

— für klarere Einsicht in verdeckte oder verdunkelte Emotionen — BLACK EYED SUSAN
— für die rechte Zügelung der rohen Instinkte oder der animalischen Kraft — CALIFORNIA PITCHER PLANT
— um dunklere Emotionen bewußt zu machen und umzuwandeln, besonders Zorn und Macht — SCARLET MONKEYFLOWER

EGOTISMUS (egotism) (siehe EIGENLIEBE)

EHRGEIZ (ambition)

— bei Selbstverherrlichung in Führungsrollen — LARKSPUR
— bei übermäßig männlich orientiertem Streben — TIGER LILY
— nach Macht und Besitz — TRILLIUM
— nach Macht über andere — VINE

EHRLICHKEIT (honesty)

— zum Anerkennen innerer Konflikte; wenn man dazu neigt, die wahren Gefühle zu überdecken — AGRIMONY

— um tief in die eigenen Emotionen blicken zu können; für emotionale Ehrlichkeit gegen sich selbst — BLACK EYED SUSAN
— um ehrlich in sich hineinschauen zu lernen, anstatt durch falschen spirituellen Glanz, Drogen oder traumartige Erfahrungen ein Entrinnen zu suchen — CALIFORNIA POPPY
— wenn es nötig ist, fundamentale Emotionen ausdrücken zu können; bei Neigung zu falscher Emotionalität, mit der andere Gefühle überdeckt werden — FUCHSIA
— wenn man das soziale Verhalten danach ausrichtet, daß man Beifall findet, nicht sich selbst getreu ist — GOLDENROD
— für Anerkennung der inneren Führung, des Gewissens; bei Neigung, zu lügen, Mangel an Wahrhaftigkeit sich selbst oder anderen gegenüber; wenn man seine innere Stimme zum Schweigen verurteilt — MULLEIN
— um imstandezusein, seine wahren Gefühle trotz Angst vor Bloßstellung oder Tadel zu zeigen — PINK MONKEYFLOWER
— bei unangemessener Identität oder falschem Selbstbild; für innere Reinigung; wenn eine Selbstspaltung auftritt — SAGEBRUSH

EIFERSUCHT (jealousy)

— angesichts des Glückes anderer oder gegenüber falsch aufgefaßter Bevorzugung — HOLLY

EIGENLIEBE (egotism)

— wenn man ständig bedürftig ist und persönliche Aufmerksamkeit fordert; wenn man „tyrannisiert"; für solche, die nie genug Liebe und Aufmerksamkeit bekommen können — CHICORY
— bei unechtem Sich-geben im Sozialverhalten — GOLDENROD
— bei Eifersucht auf andere infolge emotionaler Unsicherheit; Wichtigtuerei, weil man sich ungeliebt fühlt — HOLLY
— in der Führerschaft; wenn man zu einem „aufgeblasenen" Gefühl für die eigene Wichtigkeit neigt — LARKSPUR
— in Gruppensituationen; wenn jemand den anderen nicht zuhört — QUAKING GRASS
— bei überkompensierter Selbstdarstellung; wenn es nötig ist, das Bewußtsein vom eigenen Ich ausgeglichen zu gestalten — SUNFLOWER
— wenn jemand mit seinem Willen den Willen anderer überrennt — VINE

EINBEZOGENSEIN (involvement)

— um enthusiastisch mitten im Leben zu stehen — CALIFORNIA WILD ROSE
— um sich engagiert auf die Aufgaben des Lebens einzulassen, besonders wenn man ohne ersichtlichen Grund müde ist — HORNBEAM

— um auf andere zuzugehen, Wärme zu entwickeln in einer Freundschaft — MALLOW
— wenn man mit anderen zu tun hat und sich abgetrennt und ungeliebt fühlt — MARIPOSA LILY
— um sich einbezogen zu fühlen in das Leben auf der Erde; für Menschen, die sich dem Erdendasein entfremdet fühlen; damit man sich als Teil der Menschheit fühlt — SHOOTING STAR
— für eine aktive Rolle im Leben von Gemeinde und Familie; für soziale Verwurzelung — SWEET PEA
— für ein Engagement zugunsten des größeren sozialen Wohles; um Gier und Habsucht zu überwinden — TRILLIUM
— für mitmenschlichen Bezug; um Reserviertheit oder Stolz zu überwinden — WATER VIOLET

EINFLUSS (influence)

— bei Willensschwäche; bei Unterwürfigkeit — CENTAURY
— wenn man überstark beeinflußt ist durch die Meinungen und Ratschläge anderer und die eigene sichere Überzeugung fehlt — CERATO
— bei Neigung zu Infektionen durch Parasiten; bei Einfluß niederer Wesenheiten; bei Schwächung der Kräfte durch Furcht und Angst — GARLIC
— um Einfluß durch ausgewogene Führungsqualitäten zu erlangen; für positives Charisma — LARKSPUR
— wenn jemand die niederen Gedanken und Gefühle anderer in sich aufsaugt oder zur Darstellung bringt — PINK YARROW
— bei übermäßiger Beeinflussung anderer; bei Eigenwilligkeit; wenn jemand den freien Willen anderer behindert — VINE
— um den Einfluß anderer Menschen und vergangener Umstände, aus welchen man sich befreien muß, zu begrenzen — WALNUT

EINSAMKEIT (loneliness)

— wenn man soziale Kontakte sucht, indem man übermäßig viel über eigene Probleme spricht — HEATHER
— bei Sehnsucht nach der Vergangenheit, wenn man innerlich in der „guten alten Zeit" lebt — HONEYSUCKLE
— um soziale Schranken zu überwinden; wenn es nötig ist, Vertrauen und Wärme zu entwickeln — MALLOW
— infolge paranoider Gefühle gegenüber den Absichten anderer Menschen — OREGON GRAPE
— wenn intime Gefühle nicht ausgedrückt werden aus Furcht vor Zurückweisung — PINK MONKEYFLOWER
— bei Unbeholfenheit in allen Arten intimen Ausdrucks — STICKY MONKEYFLOWER

— bei Gefühl des Abgeschnittenseins von Bindung an Gemeinde oder Familie — SWEET PEA
— wenn man zu schüchtern ist, um sich in einer Gruppe anderen gegenüber zu öffnen — VIOLET

EINSICHT (insight)

— in die spirituelle Welt — ANGELICA
— für tiefdringende Einsicht in die eigenen Gefühle, besonders wenn dadurch dunklere oder „abgeblockte" Bereiche des Bewußtseins aufgedeckt werden — BLACK EYED SUSAN
— in die Lektionen, die durch die Erfahrungen des Lebens erworben wurden — CHESTNUT BUD
— in verdrängte Emotionen — FUCHSIA
— in die höhere Bedeutung intellektueller Begriffe oder materieller Erscheinungen — HOUND'S TONGUE
— um in Träume oder Erlebnisse außerhalb des rationalen Bewußtseins größere Klarheit zu bringen — MUGWORT
— in Bedeutung und Sinn des Lebens; für Weisheit und Annehmen — SAGE
— um viele verschiedenartige Ideen als ein Ganzes zu erfassen; um in vielen Einzelheiten das zugrundeliegende Gedankenmuster zu sehen — SHASTA DAISY

EINZELHEITEN (detail)

— bei zwanghaftem Herumreiten auf Details und Fehlern, besonders in Bezug auf persönliche Reinlichkeit und Gesundheit — CRAB APPLE
— bei zwanghaftem Befassen mit Einzelheiten und Trivialitäten ohne die rechte Perspektive — FILAREE
— für gesammelte Aufmerksamkeit, besonders wenn die Neigung besteht, abgelenkt zu werden oder in Sackgassen zu geraten — MADIA
— für eine weite Perspektive, die alle Einzelheiten einschließt; für die Fähigkeit, viele verschiedene Aktivitäten zu gleicher Zeit zu verfolgen — RABBITBRUSH
— für die Fähigkeit, viele verschiedene Einzelheiten in ein Gesamtbild einzubringen oder zu synthetisieren; mandalisches Denken — SHASTA DAISY

ELTERNSCHAFT (parenting) (siehe KINDHEIT, MUTTER, VATER)

EMPFÄNGLICHKEIT (receptivity)

— für die Botschaft und das Sein des anderen Menschen, besonders in der Kommunikation — CALENDULA
— für höhere geistige Bewußtheit — LOTUS

— für die Wärme und Liebe anderer — MALLOW
— für menschliche Liebe; Mutter–Kind–Bindung — MARIPOSA LILY
— zur Wahrung psychischen Gleichgewichts, wenn sich intuitive Fähigkeiten auftun — MUGWORT
— für die Stimme des Gewissens — MULLEIN
— für das „innere Licht" — ST. JOHN'S WORT
— für die spirituellen Welten, besonders für das Hören auf die innere Stimme — STAR TULIP
— für die Wärme anderer in einer Gruppe — VIOLET

EMPFINDLICHKEIT bzw. EMPFINDSAMKEIT (sensitivity)

— gegen Überempfindlichkeit anderen und der Umwelt gegenüber, die zum Kritisieren und zur Projektion auf andere führt — BEECH
— gegen emotionale Spannungen durch ein überaktives Sonnengeflecht — CHAMOMILE
— bei Überempfindlichkeit gegenüber spirituellen Energien; bei Überdrehtheit — LAVENDER
— für Schwellenerfahrungen, besonders beim Träumen — MUGWORT
— gegenüber den Emotionen anderer; wenn die Probleme anderer zu den eigenen gemacht werden — PINK YARROW
— gegen übermäßige Anteilnahme an den Problemen anderer; Befürchtungen und Sorgen um andere — RED CHESTNUT
— wenn die Psyche zu sehr ausgeweitet ist, zerfließt; Verletzbarkeit durch schädliche Einflüsse — SAINT JOHN'S WORT
— für spirituelle Bereiche; für innere Aufmerksamkeit — STAR TULIP
— um sich abzuschirmen gegen alte Ideen und Einflüsse, besonders wenn man bereit ist, mit der Vergangenheit zu brechen — WALNUT
— für negative Einflüsse in der physischen und psychischen Welt — YARROW

ENTFREMDUNG (alienation)

— beim Gefühl, für andere keinen Wert zu haben; beim Gefühl der Minderwertigkeit bei Anlegung weltlicher Maßstäbe — BUTTERCUP
— bei Teilnahmslosigkeit und Gleichgültigkeit dem Leben gegenüber — CALIFORNIA WILD ROSE
— beim Hochkommen schmerzlicher Gefühle aus der Kindheit, die man bislang womöglich „unter Verschluß" gehalten hatte — GOLDEN EAR DROPS
— vom physischen Körper — MANZANITA
— gegenüber Mutterfiguren; man fühlt sich ungeliebt und unerwünscht — MARIPOSA LILY
— gegenüber Autoritätspersonen; wenn jemand rebellisch, aufbegehrend ist — SAGUARO
— beim Gefühl, auf der Erde nicht zu Hause zu sein — SHOOTING STAR

— gegenüber Vaterfiguren oder gegenüber dem männlichen Teil des Selbst — SUNFLOWER
— wenn jemand sich mit Familie oder Gemeinwesen nicht verbunden fühlt, sich vor sozialer Bindung und Verpflichtung fürchtet — SWEET PEA
— wenn sich jemand „anders" fühlt, als Fremder anderen gegenüber — VIOLET

ENTHUSIASMUS (enthusiasm)

— für das Leben, für das irdische Schicksal; setzt der Apathie die positiven Kräfte der Fürsorglichkeit entgegen — CALIFORNIA WILD ROSE
— um den Willen zu entfachen; um mit feurigem Handeln die Stagnation zu durchbrechen — CAYENNE
— für ausgeglichene Führerschaft in der Welt, besonders bei Hang zu erbittertem Pflichtbewußtsein — LARKSPUR
— bei übertriebenem Enthusiasmus, der zu Extremen führt — VERVAIN

ENTKRÄFTUNG (devitalization) (siehe auch VERJÜNGUNG, VITALITÄT)

— durch Parasiten oder Wesenheiten — GARLIC
— durch destruktive oder abträgliche Gewohnheiten; bei Sucht — MORNING GLORY
— durch die Neigung zu innerer Trockenheit oder Intellektualismus — NASTURTIUM
— indem man die negativen Gefühle anderer in sich aufsaugt — PINK YARROW
— wenn man zu sehr in der Peripherie lebt, zu stark nach außen; wenn es not tut, innere Stärke zu entwickeln — SAINT JOHN'S WORT
— durch eine rauhe, harte Umgebung oder durch negative oder feindselige Gedanken anderer — YARROW
— bei Neigung zu übermäßiger Ernsthaftigkeit — ZINNIA

ENTMUTIGUNG (discouragement)

— beim Gefühl von Entmutigung oder schwerem Herzen, Niedergeschlagenheit — BORAGE
— nach einem Rückschlag; bei mangelndem Vertrauen in die rechte Fügung der Lebensumstände — GENTIAN
— bei Hoffnungslosigkeit und Erwartung zukünftigen Leidens; bei grämlicher Veranlagung — GORSE
— wenn man nach einem Mißerfolg aufgibt, man nicht das innere Vertrauen aufbringt, es nochmals zu versuchen — LARCH
— wegen Behinderung oder persönlichem Mißgeschick; wenn Durchhaltevermögen not tut — PENSTEMON
— besonders über die allgemeine Weltlage; bei dem Gefühl „wozu?" — SCOTCH BROOM

ENTSPANNUNG (relaxation)

— um von Nervosität und emotionaler Spannung abzulassen; bei Schlafschwierigkeiten, Schlaflosigkeit; besonders gut für Kinder — CHAMOMILE
— um sich dadurch zu entspannen, daß man darauf vertraut, die Hilfe zu erhalten, die man braucht; um von ungebührlichen Sorgen abzulassen — ELM
— bei Nervosität, die auf unsteten, sprunghaften Lebensstil oder Süchte zurückzuführen ist — MORNING GLORY
— für Mäßigkeit, Ablassen von Streß, von übermäßigem Streben, extremem Eifer — VERVAIN
— durch Loslassen von zwanghaften, sich wiederholenden Gedanken und Sorgen — WHITE CHESTNUT

ENTSCHLOSSENHEIT (decisiveness)

— für Entschlossenheit, Ideale dem Handeln zugrunde zu legen, Willenskräfte anzuregen — BLACKBERRY
— bei Stagnation oder Unentschlossenheit — CAYENNE
— bei innerer Unsicherheit; um mehr die innere Führung als die Ratschläge anderer zu suchen — CERATO
— wenn man sich hin- und hergerissen fühlt zwischen zwei Möglichkeiten — SCLERANTHUS
— bei Lethargie; bei Hang zum Zaudern — TANSY

ERNST (seriousness)

— bei übermäßiger Strenge sich selbst gegenüber — ROCK WATER
— bei übetriebenem Fanatismus — VERVAIN
— für die Fähigkeit, sich ernsthafter und gezielter dem Leben und der Berufung zuzuwenden — WILD OAT
— bei übermäßigem Ernst und Mangel an Humor — ZINNIA

ERSCHÖPFUNG (exhaustion)

— infolge Überanstrengung der schöpferischen Kräfte; wenn man sich „ausgebrannt" fühlt — ALOE VERA
— bei Unfähigkeit, sich den Aufgaben des Tages zu stellen — HORNBEAM
— tiefer Erschöpfungszustand von Geist und Körper; Müdigkeit infolge Überarbeitung oder physischer Überlastung — OLIVE
— bei Unfähigkeit, sich mit den inneren Heilungskräften in Verbindung zu setzen — SELF-HEAL
— gegen nervöse Erschöpfung durch extremen oder fanatischen Lebensstil — VERVAIN

— durch wiederholte, kreisende Gedanken, Sorgen — WHITE CHESTNUT
— wenn man sich dem Lauf des eigenen Lebens widersetzt und dadurch das Fließen der Lebenskraft blockiert — WILD ROSE

ERSTE HILFE (first aid) (siehe NOTFALL)

ESSSTÖRUNGEN (eating disorders) (siehe auch KÖRPER)

— bei Neigung zu schwacher Verdauung; zur Überwindung „fremder" Elemente in der Nahrung; um physische Energie und Stärke zu gewinnen, indem man die Kräfte des Instinktes zügelt — CALIFORNIA PITCHER PLANT
— bei Appetitlosigkeit, niedriger Vitalität, Mangel an Interesse an der Nahrung und der physischen Welt — CALIFORNIA WILD ROSE
— bei durch Spannung in der Magengegend erzeugten Verdauungsstörungen, Blähungen — CHAMOMILE
— bei außerordentlicher Furcht vor Unreinheiten in der Nahrung oder Körpergiften — CRAB APPLE
— bei Überstimulierung im Leben, wenn zu viele verschiedene Sinneserfahrungen aufgenommen werden, was zu Verdauungsstörungen führt — DILL
— bei Übergewicht, das benützt wird, um das wahre Selbst zu verbergen, indem soziale Schranken zu anderen aufgebaut werden; auch bei schädlichen oder abstoßenden körperlichen Eigenschaften, um das wahre Selbst zu blockieren — GOLDENROD
— bei Übergewicht, wenn es auf übertrieben materialistische Lebenseinstellung zurückzuführen ist; bei Notwendigkeit nach mehr Leichtigkeit, Auftrieb; um die Beziehung zur Materie zu spiritualisieren — HOUND'S TONGUE
— bei Neigung, zu schnell zu essen; wenn einen das Essen nicht ernährt oder befriedigt — IMPATIENS
— beim Unvermögen, den physischen Körper zu lieben; bei Neigung, den Körper zu mißbrauchen, wie bei Anorexia nervosa (Magersucht) oder Bulimie (Eß–Brechsucht) — MANZANITA
— wenn man sich als Kind nicht richtig ernährt und umsorgt fühlte, also entweder bei Überessen oder Ablehnung der Nahrung; Nahrung als emotionale Krücke — MARIPOSA LILY
— wenn das Bedürfnis nach Nahrung als Puffer für emotionale Überempfindlichkeit benutzt wird; wenn man das Bedürfnis hat, sich vollzustopfen, um das Sonnengeflecht abzustumpfen oder zu betäuben — PINK YARROW
— bei zu großer Strenge in den Eßgewohnheiten, asketischer Einstellung; bei rauhem Umgang mit seinem Körper — ROCK WATER
— zum Aufbau allgemeiner Stärke und Vitalität in allen Bereichen; zur Stärkung der Lebenskraft — SELF–HEAL
— bei Neigung zu massigem Körper oder Übergewicht infolge Schwerfälligkeit, Lethargie — TANSY
— wenn das Gewicht als Schutzschild vor psychischer Überempfindlichkeit benutzt wird — YARROW

FANATISMUS (fanaticism)

— „aufgewühlte" und extreme Emotionen, die zu Hysterie neigen — CANYON DUDLEYA
— wenn jemand versucht, andere zu bekehren — VERVAIN
— wenn man den eigenen Willen anderen aufdrängt, andere überrollt — VINE

FASZINATION (fascination)

— durch falschen spirituellen Glanz; bei Neigung zu Flucht vor der Realität — CALIFORNIA POPPY
— bei Neigung zum Tagträumen — CLEMATIS

FEINDSELIGKEIT (hostility)

— bei offen zutagetretender Feindseligkeit — HOLLY
— bei Furcht vor Feindseligkeit anderer; bei Paranoia — OREGON GRAPE
— zur Umwandlung feindseliger oder aggressiver Neigungen; zur Entwicklung des weiblichen Ausgleichs — TIGER LILY

FESTSTECKEN (stuck) (siehe TRÄGHEIT)

FREIGEBEN (letting go) (siehe auch LOSLASSEN)

— um von ungesundem Verhaftetsein in menschliche Beziehungen abzulassen; bei Tod eines geliebten Menschen; bei Beendigung einer Beziehung oder wenn eine Beziehung weitergeführt werden soll, aber auf der Basis emotionaler Freiheit — BLEEDING HEART
— um von Nervosität und emotionaler Spannung loszulassen; bei Schlafstörungen, Schlaflosigkeit; besonders gut für Kinder — CHAMOMILE
— um die Furcht zu überwinden, man könne die Beherrschung verlieren; um der Intuition, der inneren Führung vertrauen — CHERRY PLUM
— um sich von eingefahrenen Gewohnheiten zu lösen; um die Lektionen des Lebens zu lernen — CHESTNUT BUD
— für Ablassen von ungesunder emotioneller Bedürftigkeit; wenn man um Aufmerksamkeit buhlt — CHICORY
— um emotionale Spannung zu lösen, besonders wenn sie in der Muskulatur sitzt — DANDELION
— um Sehnsucht nach der Vergangenheit aufzugeben; um in die Gegenwart zu kommen — HONEYSUCKLE
— um falsche Identität, veralteten Lebensstil oder eine persönliche Identität aufzugeben, die nicht mehr angemessen ist; um unnötiges „Gepäck" abzuwerfen — SAGEBRUSH

— um sich von zwanghaften, sich wiederholenden Gedanken und Sorgen zu befreien — WHITE CHESTNUT

FREIHEIT (freedom)

— in den emotionalen Beziehungen; bei emotionaler Verhaftung — BLEEDING HEART
— bei ungerechtfertigter Beherrschung durch andere — CENTAURY
— um seine Gefühle offen und ehrlich auszudrücken — SCARLET MONKEYFLOWER
— um klar und kraftvoll zu sprechen, ohne die eigene Meinung zurückzuhalten — TRUMPET VINE
— bei begrenzenden Einflüssen, besonders von vergangenen Umständen — WALNUT

FREUDE (joy)

— für heiteren Mut aus dem Herzen heraus; für Auftrieb — BORAGE
— für freudige Führerschaft, Charisma — LARKSPUR
— zur Umwandlung von Depression in ruhige, ausgeglichene Freude — MUSTARD
— für Scherzhaftigkeit und kindlichen Sinn für Humor — ZINNIA

FRÖHLICHKEIT (cheerfulness)

— bei vorgetäuschter Heiterkeit; es werden innere Konflikte verborgen — AGRIMONY
— für heiteren Mut angesichts von Herausforderungen, besonders dann, wenn man sich niedergeschlagen fühlt — BORAGE
— für Fröhlichkeit beim Führen, besonders wenn man übermäßig pflichtbewußt und verbissen ist — LARKSPUR
— um durch das Dunkel dem Licht und innerer Freude entgegenzuschreiten — MUSTARD
— für kindlichen Humor — ZINNIA

FRUSTRATION (frustration)

— wegen der Langsamkeit anderer und des Lebens — IMPATIENS
— bei Unfähigkeit, Vitalität kreativ zum Ausdruck zu bringen — INDIAN PAINTBRUSH
— im kreativen Ausdruck infolge eines Mangels an Inspiration; beim Gefühl, eingeschränkt oder „ausgetrocknet" zu sein — IRIS
— über Mißgeschick, bei unerwarteten Herausforderungen — PENSTEMON

FÜHRERSCHAFT (leadership)

— wenn man übermäßig perfektionistisch oder übermäßig eifrig und besorgt ist — ELM
— für Vorbild und Dienst an der Gemeinschaft; für ein positives Charisma — LARKSPUR
— für kriegerischen Mut im Angesicht von Widrigkeiten — MOUNTAIN PRIDE
— bei nichtendenwollender Anstrengung, trotz schlechter Gesundheit und geschwächter Kräfte — OAK
— in Krisensituationen; um innerlich ruhig zu bleiben, wenn andere in Panik geraten — RED CLOVER
— für strahlende Individualität, positiven Einfluß auf andere — SUNFLOWER
— um ein überaggressives Naturell auszugleichen — TIGER LILY
— für die Respektierung von Freiheit und Autonomie anderer — VINE

FURCHT (fear)

— bei unerkannten, unbewußten Ängsten — ASPEN
— die Selbstkontrolle zu verlieren; vor Geisteskrankheiten — CHERRY PLUM
— bei unbedeutenden Sorgen und Ängsten, besonders beim Hang zu zwanghaftem oder besessenem Verhalten — FILAREE
— vor anderen; bei Schwäche; bei Lampenfieber — GARLIC
— daß andere mehr Liebe und Aufmerksamkeit erhalten könnten — HOLLY
— vor dem Urteil anderer über das, was man sagt oder tut; bei Angst vor Versagen, Mangel an Vertrauen in die eigenen Fähigkeiten — LARCH
— vor dem täglichen Leben, Sorgen; bei spezifischen und bekannten Ängsten; bei Schüchternheit — MIMULUS
— vor den negativen Kräften unserer Zeit; wenn es not tut, den positiven Sinn für spirituelles Kämpfertum zu erwecken — MOUNTAIN PRIDE
— vor der emotionalen Feindseligkeit anderer; bei Paranoia — OREGON GRAPE
— seine wahren Gefühle zu zeigen und auszudrücken; von anderen bloßgestellt zu werden — PINK MONKEYFLOWER
— vor Schmerz durch Intimität; bei Unsicherheit über die Grenzen zwischen sich selbst und anderen oder zwischen der Natur und dem Selbst — POISON OAK
— bei übertriebener Sorge und Unruhe um andere — RED CHESTNUT
— vor Verlust des Selbst, vor dem Tod oder dem Egotod — ROCK ROSE
— bei Angst während des Träumens oder bei Traumen, bei denen man aus dem Körper austritt; vor spirituellen Widersachern — SAINT JOHN'S WORT
— vor starken Gefühlen, Zorn — SCARLET MONKEYFLOWER
— vor Mangel, der zu Knickrigkeit führt — STAR THISTLE
— vor Intimität, besonders vor sexueller Intimität — STICKY MONKEYFLOWER
— vor sozialer Verpflichtung in Familie und Gemeinschaft — SWEET PEA
— vor kraftvollem Selbstausdruck — TRUMPET VINE
— vor Verlust der Individualität in Gruppensituationen; bei Neigung zu schüchternem oder zurückgezogenem Verhalten — VIOLET

"GEBROCHENES HERZ" (broken—heartedness)

— für emotionales Lösen und Annehmen, wenn eine Beziehung beendet wird — BLEEDING HEART
— bringt heiteren Mut und Aufschwung, erleichtert Schmerz oder einschnürende Gefühle im Herzen — BORAGE
— um schmerzhafte Gefühle im Herzen anzunehmen, besonders bei Neigung, Schmerzen aus dem Weg zu gehen — CALIFORNIA WILD ROSE
— zur Beruhigung emotionaler Traumata oder Streitlust, Hang zu Rechthaberei in Beziehungen — CHAMOMILE
— um das Herz für wahre Liebe zu öffnen und es dazu zu bringen, die Menschen und Dinge anzunehmen; für Mitgefühl — HOLLY
— gegen Brüten über vergangene Beziehungen; wenn in der Vergangenheit gelebt wird, wobei man unfähig ist, mit der gegenwärtigen Wirklichkeit fertigzuwerden — HONEYSUCKLE

GEDULD (patience)

— für die Fähigkeit, anderen zuzuhören — CALENDULA
— mit anderen, auch wenn diese langsam sind — IMPATIENS

GEERDETSEIN (groundedness) (siehe auch TAGRÄUMEN, GESAMMELTSEIN)

— bei Schwierigkeiten, in den Körper zu inkarnieren; bei Mangel an Vitalität oder Begeisterung für das Leben — CALIFORNIA WILD ROSE
— um im Hier und Jetzt gegenwärtig zu sein; für jene, die leicht „abschweben" oder träumerisch sind — CLEMATIS
— um mit spirituellen Wurzeln in der Erde gegründet zu sein — CORN
— für Respekt vor dem physischen Körper und der irdischen Welt — MANZANITA
— gegen übermäßig unkörperliche Zustände; bei verminderten Ich-Kräften, die nicht richtig in den Körper kommen können; bei Vergeßlichkeit und Gedächtnisverlust — ROSEMARY
— zum Schutz, wenn man innerlich zu offen und ausgedehnt ist — SAINT JOHN'S WORT
— um sich auf der Erde und im menschlichen Leben heimisch zu fühlen; um tief—sitzende Entfremdung zu überwinden — SHOOTING STAR
— um Wurzeln im Gemeinschaftsleben zu schlagen — SWEET PEA

GELASSENHEIT (calm)

— bei vorgetäuschter äußerer Ruhe, um innere Konflikte zu verbergen — AGRIMONY
— um emotionale Spannungen, besonders in der Magengegend, zu lösen — CHAMOMILE

— um Sorgen und Ängste loszulassen, die einen unnötig einschränken, frei am Leben teilzunehmen — FILAREE
— um nervöse Ängste und Unsicherheiten zu lösen, die die Lebenskräfte schwächen — GARLIC
— um Gelassenheit und Sammlung inmitten intensiver Aktivität zu bewahren — INDIAN PINK
— für Vertrauen in die eigenen schöpferischen Fähigkeiten; für Menschen, die auf—geregt sind, weil sie fürchten, einen Fehler zu machen — LARCH
— zur Beruhigung strapazierter, übererregter Nerven — LAVENDER
— wenn man nervös oder aufgeregt, überbesorgt wegen unbedeutender Vorkommnisse ist — MIMULUS
— bei Neigung, ein „emotionaler Schwamm" zu sein, die emotionalen Regungen anderer aufzunehmen, was zu emotionaler Überempfindlichkeit führt — PINK YARROW
— um anderen ruhige, heilende Gedanken zu senden; um Kummer oder zu große Be—sorgnis um andere aufzugeben — RED CHESTNUT
— in Situationen von Panik und Gruppenhysterie, um die eigene Wahrnehmung und Klarheit zu behalten — RED CLOVER
— zum Lindern und Harmonisieren der Auswirkungen von Schock oder Trauma — STAR OF BETHLEHEM
— wenn der Geist ständig überaktiv ist und aufgewühlt kreist — WHITE CHESTNUT

GEREIZTHEIT (irritability)

— über andere, besonders wenn sie zu langsam oder zu methodisch genau sind — IMPATIENS
— bei Überreizung der Nerven — LAVENDER

GESAMMELTSEIN (centeredness) (siehe auch GEERDETSEIN, TAGTRÄUMEN)

— besonders in überfüllter Umgebung, wie in Städten; für erdgebundene Spiritualität; für „spirituelle Wurzeln" — CORN
— in gesellschaftlichen Situationen; um bei Neigung zum Masketragen seine wahre Identität im Bewußtsein zu behalten — GOLDENROD
— um inmitten intensiver Aktivität oder äußerem Druck gesammelt zu sein — INDIAN PINK
— um inmitten von Gruppenhysterie und Panik gesammelt zu bleiben — RED CLOVER

GEWICHTSPROBLEME (siehe ESS—STÖRUNGEN, KÖRPER)

GEWICHTSVERLUST ODER —ZUNAHME (weight loss or gain) (siehe ESSSTÖRUNGEN, KÖRPER)

GEWISSHEIT (siehe SICHERHEIT)

GIER (greed)

— gegen Neigung zu Habgier; bei Mangel an Großzügigkeit — STAR THISTLE
— bei Gier und Hunger nach Macht und Besitz — TRILLIUM

GLAUBE (faith)

— angesichts des Unbekannten — ASPEN
— für inneren Auftrieb, schwungvollen Mut — BORAGE
— an den Wert und an den Sinn des Lebens auf Erden — CALIFORNIA WILD ROSE
— an die intuitive Führung des Lebens; für Vertrauen, daß es einen göttlichen Plan gibt — CHERRY PLUM
— daran, daß man die kleinen Herausforderungen des täglichen Lebens meistern wird; um Ängstlichkeit und Schüchternheit zu überwinden — MIMULUS
— an den guten Willen anderer, besonders bei Hang zu Mißtrauen — OREGON GRAPE
— daran, daß gesellschaftliche Hindernisse oder globale Probleme Gelegenheiten zu Wachstum und zum Dienst an der Welt sind — SCOTCH BROOM
— an die eigenen Selbstheilungskräfte — SELF-HEAL
— wenn die Belastungen zu überwältigen drohen; bei äußerster geistiger Isolation und Qual — SWEET CHESTNUT

GLEICHGEWICHT (balance)

— für eine ausgeglichene innere Entwicklung; um nicht falsche spirituelle „Hochs" zu suchen — CALIFORNIA POPPY
— für Ausgeglichenheit männlicher und weiblicher Aspekte des Selbstes — CALLA LILY
— zwischen Himmel und Erde und in den sozialen Beziehungen, wobei die Spiritualität auf festem Boden gegründet wird — CORN
— zwischen sozialem Gruppenbewußtsein und individueller Bewußtheit — GOLDENROD
— für Ausgeglichenheit in den täglichen Gewohnheiten und dem Lebensstil — MORNING GLORY
— zwischen widerstreitenden Neigungen — SCLERANTHUS

GROLL (resentment)

— infolge falsch gesehener Bevorzugung; bei Eifersucht und Neid — HOLLY
— gegenüber anderen oder der eigenen Lage, „bittere" Gefühle — WILLOW

HÄRTE (hardness)

— bei harten, eingrenzenden Gefühlen; bei Härte gegen sich selbst, man mißbraucht sich selbst, weil man früher von anderen mißbraucht wurde; bei Unfallneigung und Selbstzerstörung — DOGWOOD
— bei Härte gegen sich selbst; bei Selbstverurteilung und Selbstvorwürfe — PINE
— um sich den weicheren weiblichen Seiten seines Inneren zu öffnen; um einen harten Schutzwall aufzubrechen — QUINCE
— bei Härte gegen sich selbst; wenn man sich selbst zu strenge Maßstäbe setzt — ROCK WATER
— bei Widerstand gegen die innere Stimme oder gegen spirituelle Bereiche; wenn es not tut, die Seelenkräfte milder zu stimmen — STAR TULIP

HANDELN (action)

— um Ideen in die Wirklichkeit umzusetzen — BLACKBERRY
— um einen zündenden Katalysator in eine sich zu langsam entwickelnde Situation zu bringen — CAYENNE
— um Widerstand gegen die täglichen Verantwortlichkeiten zu überwinden — HORNBEAM
— um sich zu entschiedenem Handeln aufzuschwingen; um Lethargie zu durchbrechen — TANSY

HARMONIE (harmony)

— für Harmonie mit dem inneren Selbst; um nicht außerhalb seiner selbst nach Erfüllung zu suchen — CALIFORNIA POPPY
— zur Harmonisierung der Gefühle, wenn man aus der Fassung geraten war — CHAMOMILE
— von Fühlen und Denken; um unterdrückte Emotionen bewußt zu machen — FUCHSIA
— wenn es nach zu intensiven spirituellen Bemühungen not tut, sich zu beruhigen und Gelassenheit zu erlangen — LAVENDER
— als allgemeines spirituelles Elixier, und harmonisierend wirkend — LOTUS
— mit einer Gruppe; um die individuellen Egos zur Gemeinschaft zu verschmelzen — QUAKING GRASS
— in der Beziehung der Seele zur spirituellen Welt; um eine Einstimmung in höhere geistige Bereiche zu fühlen — STAR TULIP

HASS (hate)

— bei Selbsthaß, besonders, wenn man Zwangsvorstellungen wegen Unreinheit hat — CRAB APPLE
— wenn man anderen gegenüber feindselig ist aus einem Gefühl des Mangels an Liebe

heraus; besonders für Rivalität unter Geschwistern — HOLLY
— bei unangebrachtem Tadel und Haß auf sich selbst, wenn man nicht fähig ist, seine Fehler zu akzeptieren — PINE
— gegen Gefühle des Zornes, explosive Emotionen infolge eines Gefühles der Machtlosigkeit — SCARLET MONKEYFLOWER
— bei Groll, Tadel gegen andere — WILLOW

HERZ (heart)

— um die schöpferischen Kräfte des Herzens wieder aufzufüllen, wenn man sich „ausgebrannt" fühlt, oder Raubbau getrieben hat — ALOE VERA
— um das „gebrochene Herz" zu heilen, bei Aufhören einer Beziehung, Scheidung oder Tod eines lieben Menschen; um mehr emotionalen Halt in sich selbst zu finden — BLEEDING HEART
— wenn man sich bedrückt oder entmutigt fühlt; um „das Herz fröhlich zu machen", heiteren und schwungvollen Mut zu gewinnen; bei schwerem Herzen oder Gram — BORAGE
— bei Verdruß des Herzens, Eifersucht, Neid, Haß; wenn man Mangel an Liebe verspürt; um das Herz dem universalen Überfluß der Liebe zu öffnen — HOLLY
— um Beengtheit in der Herzgegend zu lösen, besonders Gefühle der Trauer — YERBA SANTA

HYSTERIE (hysteria)

— bei Anfälligkeit zum Mediumismus oder unausgeglichenen parapsychologischen Zuständen; bei aufgepeitschten Gefühlen — CANYON DUDLEYA
— wenn man emotional extrem aus der Fassung geraten ist — CHAMOMILE
— bei unechter Emotionalität; bei Hysterie durch unterdrückte Emotionen — FUCHSIA
— bei Furcht und Panik in Gruppensituationen — RED CLOVER

IDEALISMUS (idealism)

— für die Befähigung, Ideale in praktische Wirklichkeit umzusetzen; Integration von Denken und Wollen — BLACKBERRY
— für Aktivierung wahrer Ideale — CALIFORNIA WILD ROSE
— gegen nicht zu verwirklichende, unpraktische Ideale und Visionen; bei Verträumtheit — CLEMATIS
— gegen überperfektionistische Ideale; harte Maßstäbe — ELM
— gegen überstrenge Ideale für sich selbst und andere — ROCK WATER
— gegen übermäßigen Fanatismus in seinem Streben; wenn man andere zu stark bedrängt, seine Ideen aufzunehmen — VERVAIN

IDEEN (ideas) (siehe auch DENKEN)

— für die Befähigung, Ideen in die Wirklichkeit, Praxis umzusetzen — BLACKBERRY
— um sinnengebundene Ideen auf höhere Ebenen zu heben; bei Neigung zu Materialismus oder erdgebundenem Denken — HOUND'S TONGUE
— wenn man von zu vielen Ideen und Impulsen gleichzeitig bedrängt wird — IMPATIENS
— für geistige Inspiration zu kreativem Handeln — IRIS
— um die Gedanken zu konzentrieren und auf ein einziges Ziel zu richten — MADIA
— um Ideen in die Welt der Materie zu bringen; zur Integration von Körper und Geist — MANZANITA
— für die Synthese vieler Ideen zu einem lebendigen Ganzen — SHASTA DAISY
— um für spirituelle Informationen empfänglich zu werden — STAR TULIP

IMMUNSTÖRUNGEN (immune disturbances) (siehe auch KÖRPER, EMPFINDLICHKEIT)

— wenn man zu stark identifiziert mit der Umwelt ist, besonders wenn man verurteilend und kritisch ist, was zu Überladung mit Giften und schlechten Immunreaktionen führt — BEECH
— bei Überempfindlichkeit und zwanghaftem Reinhlichkeitszwang — CRAB APPLE
— bei Neigung zum Mediumismus, ein Wirt zu sein für parasitäre Wesenheiten — GARLIC
— um die die eigene Gesundheit schaffenden Kräfte zu stärken — SELF-HEAL
— um fähig zu werden, den eigenen Überzeugungen zu folgen; wenn mehr innere Stärke und Unversehrtheit not tun — WALNUT
— bei Überempfindlichkeit für die Umwelt, Aufsaugen psychischer und physischer Gifte — YARROW

INDIVIDUALITÄT (individuality)

— wenn jemand seine wahre Individualität unterdrückt, um anderen zu dienen — CENTAURY
— für echtes Selbstgefühl in sozialen Situationen; für Gleichgewicht zwischen Gruppenego und individuellem Ego — GOLDENROD
— für die Erfüllung seiner wahren Möglichkeiten, um seinem inneren Wissen von dem was recht ist, treu zu sein — MULLEIN
— um Verbindung zu den eigenen inneren Kräften zu erhalten, Selbstvertrauen zu entwickeln — SELF-HEAL
— um die eigene Ich-Identität ausgewogen ausdrücken zu lernen — SUNFLOWER
— um in der Gruppe die Identität seiner selbst nicht zu verlieren — VIOLET

INNERE DÜRRE (dryness)

— beim Gefühl, „ausgebrannt" zu sein, übermäßigem Gebrauch der schöpferischen Kräfte — ALOE VERA
— bei mangelnder Vitalität oder Erdhaftigkeit im schöpferischen Ausdruck — INDIAN PAINTBRUSH
— im schöpferischen Ausdruck infolge fehlender höherer Inspiration — IRIS
— für zu trockenen Intellektualismus, der nicht mit den Lebenskräften integriert ist — NASTURTIUM
— bei Mangel an Humor; bei großer Ernsthaftigkeit — ZINNIA

INNERE ZWEIFEL (inner doubt) (siehe ZWEIFEL)

INSTINKT (instincts)

— um das Instinktive ins wahre Menschliche umzuwandeln; zur Überwindung dessen, was in den menschlichen Instinktkräften ein Fremdkörper ist; für den rechten Gebrauch animalischer oder astraler Kräfte — CALIFORNIA PITCHER PLANT
— zur Umwandlung niederer Instinkte wie Habgier oder Machthunger — TRILLIUM

INTELLEKTUALISMUS (intellectualism) (siehe auch IDEEN)

— bei zu stark sinnesgebundenen materialistischen Ideen; wenn man niedergedrückt, erdgebunden im Denken ist — HOUND'S TONGUE
— wenn der Intellekt übermäßig trocken ist und so die Lebenskräfte unterdrückt — NASTURTIUM
— bei übermäßigem Ernst; wenn Aufhellung not tut — ZINNIA

JUGENDALTER (adolescence)

— für „Verknalltsein"; bei „gebrochenem Herzen" in Partnerschaften — BLEEDING HEART
— bei Faszination durch Drogen, Wirklichkeitsflucht — CALIFORNIA POPPY
— bei Zynismus, Apathie, tiefsitzender Entfremdung — CALIFORNIA WILD ROSE
— bei schnellen Stimmungsschwankungen; bei emotionaler Verstimmtheit, Launenhaftigkeit — CHAMOMILE
— bei Selbstabscheu wegen Akne oder bei anderen Gefühlen der Häßlichkeit oder Unreinheit — CRAB APPLE
— bei verspäteter Pubertät bei Mädchen; bei unregelmäßiger oder verzögerter Menstruation; bei übertrieben weiblichen Neigungen oder verspäteter Reife bei Jungen; bei Neigung zu Magersucht — FAIRY LANTERN
— wenn man in der Gruppe eine Maske aufsetzt (auch unbewußt); bei Unfähigkeit,

wahrhaft man selbst zu sein; wenn man leicht durch Gruppendruck beeinflußbar ist — GOLDENROD
— bei vorwiegender Beschäftigung mit sich selbst; bei Neigung, sich in sich selbst zurückzuziehen; bei übermäßiger Masturbation — HEATHER
— bei angestauten Emotionen, die sich negativ in Familie und Schule zum Ausdruck bringen; bei Eifersuchtsgefühlen, Rivalität zu Hause und in der Schule — HOLLY
— zur positiven Integration der kreativen mit den sexuellen Kräften, verbunden mit dem Stimmbruch bei Knaben; für allgemeines Selbstvertrauen — LARCH
— bei Gefühlen von sozialer Unsicherheit und Bedrängnis durch Gruppenzwang; bei Schwierigkeiten, Freunde zu gewinnen und sie zu behalten — MALLOW
— bei Nichtidentifikation mit dem Körper; bei zwanghafter Diäteinhaltung, Anorexia nervosa (Magersucht) oder Bulimie (Eß–/Brechsucht) — MANZANITA
— bei stürmischen Perioden mit der Mutter oder anderen weiblichen Personen; bei zu frühem Einsetzen der Pubertät bei Jungen oder Mädchen; bei Verhärtung der Kindheitskräfte — MARIPOSA LILY
— beim Gefühl, nicht gut genug zu sein; bei Rückschlägen oder Herausforderungen in sportlichen oder schulischen Ereignissen — PENSTEMON
— bei Furcht, wahre Gefühle auszudrücken oder zu zeigen — PINK MONKEYFLOWER
— zur ausgeglichenen Entwicklung der schöpferischen Kräfte von Teenagern; für eine gesunde Haltung gegenüber dem Einsetzen der Menstruation — POMEGRANATE
— bei extremen Gefühlen der Auflehnung; bei Widerstand gegenüber Autoritäts—personen — SAGUARO
— wenn die sexuellen Gefühle mit Peinlichkeit verbunden sind; bei Furcht vor Intimität — STICKY MONKEYFLOWER
— bei Konflikt mit dem Vater; für Entwicklung des männlichen Selbst, positiver Individualität (Jungen oder Mädchen) — SUNFLOWER

KANAL SEIN (channeling) (siehe MEDITATION, SPIRITUELLE ERFAHRUNGEN)

KATALYSATOR (catalyst)

— zur Förderung des Verständnisses von Emotionen — BLACK EYED SUSAN
— um Gedanken in die Tat umzusetzen — BLACKBERRY
— um den Willen zu mobilisieren, Trägheit zu überwinden — CAYENNE
— um Schwerfälligkeit, Unentschlossenheit zu überwinden — TANSY

KINDHEIT (childhood)

— bei schlechtem Appetit, unzureichendem Interesse an der physischen Welt — CALIFORNIA WILD ROSE
— um emotionale Spannungen, Hyperaktivität bei Kindern zu beruhigen; wenn Kinder

heikel sind, herumfuhrwerken, „Theater" machen; bei Koliken von Säuglingen — CHAMOMILE
— wenn Kinder ständig zu sehr zuwendungsbedürftig sind oder extrem viel Aufmerksamkeit fordern; wenn sie Wutanfälle haben — CHICORY
— bei Verhärtung der Gefühle infolge von Trauma, besonders nach emotionalem oder physischem Mißbrauch; wenn die Unschuld oder Sorglosigkeit der Kindheit fehlt; wenn Störungen im Äther- oder Lebenskörper vorliegen — DOGWOOD
— wenn leidvolle Erinnerungen aus der Kindheit unterdrückt werden; zum Lösen von Leid und physischem Trauma aus der Kindheit — GOLDEN EAR DROPS
— bei Rivalität und Eifersucht unter Geschwistern; wenn Kinder das Gefühl haben, die Liebe reiche nicht für sie alle — HOLLY
— um dem kleinen Kind zu helfen zu inkarnieren, besser vom Körper Besitz zu ergreifen, besonders nach Komplikationen bei der Geburt oder Geburtstrauma — MANZANITA
— bei fehlender Elternbindung, besonders zur Mutter; zum Aufziehen und Bindungherstellen in der rechten Weise; für Wärme und Stärkung der positiven Kräfte der Kindheit; bei Mißbrauch und Mißhandlung, Verlassenwerden, Scheidung, Geburtstrauma — MARIPOSA LILY
— bei Überempfindlichkeit in Familiensituationen; wenn Familientrauma oder Drama vom Kind zu stark verinnerlicht werden, es sie in sich aufsuagt — PINK YARROW
— bei Furcht vor Dunkelheit und anderer damit verwandter Schlaftraumen (z. B. Bettnässen) — SAINT JOHN'S WORT
— bei gestörter Vaterbeziehung — SUNFLOWER
— um ein Trauma, das man in sich zurückhält, sanft zu lösen; besonders bei Neigung zu Atmungstrauma; bei Melancholie oder Wehmut; bei Schwermut — YERBA SANTA
— für kindlichen Humor, Lachen und leichten Herzens sein können (gewöhnlich für Erwachsene) — ZINNIA

KLARHEIT (clarity)

— für Reinheit und Klarheit in der Motivation, besonders im Herzzentrum; Integration der Gefühle im Inneren mit der nach außen gerichteten Handlung — DEER BRUSH
— wenn man verwirrt durch die Intensität zu vieler Erlebnisse und Erfahrungen ist — DILL
— für Sammlung und Klarheit der Gedanken; um Zerstreutheit zu überwinden — MADIA
— für Kraft und Klarheit des Denkens durch Ausmerzen negativer oder fremder Gedankenformen — MOUNTAIN PENNYROYAL
— für geistige Wachheit — PEPPERMINT
— für die Fähigkeit, mit höheren Ebenen in Verbindung zu treten — STAR TULIP
— für die Klarheit des Geistes, indem man innere Ruhe kultiviert — WHITE CHESTNUT
— für Klarheit über den Lebenszweck und die Berufung — WILD OAT

KÖRPER (body) (siehe auch ESSSTÖRUNGEN, IMMUNSTÖRUNGEN)

— wenn man ausgebrannt oder erschöpft ist, besonders wenn man zu strebsam ist oder die kreativen Kräfte überbeansprucht; um das Herzchakra ins Gleichgewicht zu bringen und zu erneuern — ALOE VERA
— bei Trauma, besonders bei physischer Verletzung; bei tiefem Schock, durch den der Geist vom Körper getrennt ist — ARNICA
— bei einem Gefühl der Schwere im Körper, besonders um das Herz herum — BORAGE
— bei Neigung zu schwacher Verdauung; um „fremde" Elemente in Gemüt und Körper zu überwinden; bei Tendenz zu Wasserstauungen in den Geweben oder Verschleimung aller Art; um größere physische Vitalität zu erlangen — CALIFORNIA PITCHER PLANT
— um sich auch in städtischer Umgebung sich verwurzelt und in Berührung mit der Erde zu fühlen — CORN
— gegen Zwangsvorstellungen über Unreinheiten und Unvollkommenheiten des Körpers — CRAB APPLE
— für das Lösen von emotionalen Spannungen im Körper; als Unterstützung therapeutischer Arbeit mit dem Körper — DANDELION
— bei Unfallträchtigkeit, Mangel an Anmut — DOGWOOD
— bei Tendenz, in vorpubertären Stadien zu verbleiben; bei Unfähigkeit, sich mit reifer Sexualität zu indentifizieren — FAIRY LANTERN
— bei blassem Aussehen, Schwäche, schwacher Immunreaktion; bei Neigung zu Parasiten oder Infektionen, besonders wenn sie von nervöser Angst begleitet sind — GARLIC
— bei Übergewicht infolge von zu materialistischer Lebenseinstellung; wenn Notwendigkeit besteht, Leichtigkeit in das Körperbewußtsein zu bringen — HOUND'S TONGUE
— für die Anerkennung des Körpers als dem „Tempel des Geistes"; bei Hang, den Körper zu mißbrauchen oder abzulehnen, z. B. Anorexia nervosa (Magersucht) oder Bulimie (Eß-/Brechsucht) — MANZANITA
— bei mangelhafter physischer und ätherischer Vitalität durch Überintellektualismus — NASTURTIUM
— bei physischer Mühsal oder physischen Behinderungen zur Befähigung, diese zu erdulden und anzunehmen — PENSTEMON
— bei Konflikten über die kreativen und Fortpflanzungskräfte in Frauen, was zu Prämenstruellen Symptomen führt — POMEGRANATE
— bei schlechtem Gedächtnis und Neigung zu Schläfrigkeit, oft begleitet von schlechtem Kreislauf und kalten Extremitäten — ROSEMARY
— zum Wecken der Selbstheilungskräfte des Körpers — SELF-HEAL
— bei tiefsitzender Entfremdung von der Erde oder vom menschlichen Leben, wenn man sich getrennt von der physischen Welt fühlt — SHOOTING STAR
— bei Neigung zu Lethargie und Übergewicht — TANSY

KOMMUNIKATION (communication) (siehe auch SPRECHEN)

— um das Zutrauen zu bekommen, innere Gefühle und Überzeugungen auszudrükken — BUTTERCUP
— um empfänglich für die Meinungen anderer zu sein; für Wärme und Heilung in zwischenmenschlicher Kommunikation — CALENDULA
— für Mitteilung der wahren Absicht; Reinheit in der Motivation — DEER BRUSH
— für Anmut und emotionale Ungezwungenheit beim Umgang mit anderen — DOGWOOD
— für die Verbindung zu spirituellen Führern; für die Besinnung auf jene, die hinter den physischen Bereichen existieren — FORGET-ME-NOT
— wenn der Ausdruck blockiert ist durch zu wenig Selbstvertrauen — LARCH
— wenn es nötig ist, in Gruppensituationen auf andere zu hören und mit ihnen zu arbeiten — QUAKING GRASS
— wenn es notwendig ist, wahre Gefühle, besonders auch starke Emotionen mitzuteilen — SCARLET MONKEYFLOWER
— für Vitalität und Dynamik im verbalen Ausdruck — TRUMPET VINE
— für jene, die dazu neigen, in der Kommunikation zurückhaltend zu sein; bei Schüchternheit — VIOLET

KONFLIKT (conflict)

— bei inneren Qualen und Konflikten, die vor anderen versteckt werden — AGRIMONY
— in den Beziehungen, besonders bei Konflikten zwischen Sexualität und spirituellen Zielen — BASIL
— gegen Kommunikationsprobleme in Beziehungen — CALENDULA
— gegen Eifersucht oder Neid auf andere; wenn man sich ungeliebt fühlt — HOLLY
— zwischen Karriere und Familie, besonders bei Frauen — POMEGRANATE
— bei Konflikten zwischen verschiedenen Persönlichkeiten in Gruppensituationen; zur Harmonisierung der Individuen einer Gruppe — QUAKING GRASS
— wenn sich ein Konflikt auftut in der Frau zwischen einerseits dem berechtigten Sinn für Macht und andererseits dem Wunsch, Liebe und Sorge tragen, Fürsorglichkeit — QUINCE
— hinsichtlich der Autorität oder in Beziehung zu männlicher Macht — SAGUARO
— beim Treffen von Entscheidungen — SCLERANTHUS
— um gesund zu sein — SELF-HEAL
— mit dem Vaterbild oder in Beziehung zum männlichen Aspekt des Selbst — SUNFLOWER
— mit anderen in einer Gemeinschaft oder Familie — SWEET PEA
— über den Sinn des Lebens; bei der Karrierewahl — WILD OAT

KONZENTRATION (concentration)

— bei Neigung, aus dem Körper auszutreten — CLEMATIS
— für bessere Konzentration auf die Gegenwart, statt auf die Vergangenheit — HONEYSUCKLE
— um sich konzentrieren zu können, inmitten von starker Aktivität in der Umgebung — INDIAN PINK
— für Konzentration auf bestimmte Details, für die Sammlung; um sich nicht so leicht ablenken zu lassen — MADIA
— für bessere mentale Bewußtheit und Wachheit — PEPPERMINT
— um viele verschiedene Details handhaben zu können oder mit gleichzeitigen Tätigkeiten fertigzuwerden; für geistige Beweglichkeit und Wachheit — RABBITBRUSH
— um mehrere Ideen in ein bewußtes Ganzes bringen zu können; um ein Gesamtbild zu sehen, das verschiedene Teile vereint — SHASTA DAISY
— um die Gedanken zu beruhigen, wenn sie überaktiv sind — WHITE CHESTNUT

KRAFT (power) (siehe MACHT)

KREATIVITÄT (creativity)

— wenn man sich ausgebrannt fühlt durch zu starkes Streben, Überbeanspruchung der schöpferischen Kräfte; zur Integration und Sammlung der schöpferischen Kraft im Herzen — ALOE VERA
— für die kreative Kraft der Gedanken; für Motivation des Willens; für die Manifestation in der Welt — BLACKBERRY
— um den Wert des eigenen schöpferischen Beitrages zu erkennen — BUTTERCUP
— für Vitalität im kreativen Ausdruck, besonders durch erdhafte Kräfte; um die Lebenskräfte, die in den schöpferischen Willen fließen, wieder aufzuladen — INDIAN PAINTBRUSH
— schöpferische Inspiration, besonders aus höheren Ebenen; für künstlerischen Ausdruck — IRIS
— für das Zulassen spontanen kreativen Ausdrucks bei Menschen, die diesen in sich ersticken — LARCH
— um die weibliche Seite des eigenen Selbst schöpferisch durch Mutterschaft oder Beruf auszudrücken — POMEGRANATE
— für lebendigeren Ausdruck, besonders verbal — TRUMPET VINE

KRITIK (criticism)

— gegenüber den Fehlern anderer — BEECH
— wenn man zu anspruchsvoll, nörglerisch ist — FILAREE
— seiner selbst, bei Selbstvorwürfen und Schuldgefühlen — PINE
— seiner selbst bei Anlegen zu hoher Maßstäbe — ROCK WATER

KUMMER (grief)

— um sich von beendeten Beziehungen innerlich zu lösen oder beim Tod eines geliebten Menschen — BLEEDING HEART
— für heiteren Mut; als Herzbalsam — BORAGE
— um Gefühle von Kummer oder emotionalem Schmerz zu lösen, die im Körper feststecken — DANDELION
— um an Kummer, der womöglich emotional unterdrückt worden ist, herankommen zu können — FUCHSIA
— wenn es not tut, Tränen fließen zu lassen, die zurückgehalten worden sein mögen, besonders in der Kindheit — GOLDEN EAR DROPS
— bei Todesschock oder Schock durch eine andere Tragödie zur Beruhigung und Linderung — STAR OF BETHLEHEM
— wenn jemand nicht annehmen will, was das Leben bringt — WILD ROSE
— bei verinnerlichter Traurigkeit infolge von früherem Trauma, Melancholie — YERBA SANTA

LÄUTERUNG (catharsis)

— bei versteckten Gefühlen, indem es Verständnis und Einsicht bringt — BLACK EYED SUSAN
— um feurige Anregung in stagnierende Situationen zu bringen — CAYENNE
— bei verdrängten Gefühlen — FUCHSIA
— um leidvolle Kindheitserinnerungen loszulassen — GOLDEN EAR DROPS
— bei starken Gefühlen, vor allem von Zorn und Ärger — SCARLET MONKEYFLOWER

LEBENSFÜHRUNG (life direction)

— um den Wert seiner Lebensarbeit und seines Berufes zu empfinden, selbst wenn diese von der Gesellschaft nicht für wichtig gehalten werden oder man mit ihnen nicht „glänzen" kann — BUTTERCUP
— um die Herausforderungen des Lebens anzunehmen, damit man sein Schicksal positiv bewältigen kann — CALIFORNIA WILD ROSE
— um seiner schöpferischen Inspiration und dem Gang des Schicksals mit Zuversicht zu folgen — LARCH
— bei Konflikt zwischen Familie und Karriere bei Frauen — POMEGRANATE
— wenn man zwischen zwei Möglichkeiten der Wahl hin- und herschwankt — SCLERANTHUS
— um seine eigene Richtung zu finden, frei von den Einflüssen anderer — WALNUT
— bei Verwirrung hinsichtlich Berufung und Schicksal; wenn man sich in vielen Arten Arbeit versucht und keine befriedigt; um einen äußeren Ausdruck zu finden für innere Zielvorstellungen — WILD OAT

LEICHTIGKEIT (lightness)

— für Auftrieb im Herzen, schwungvolle, lebhafte Gefühle — BORAGE
— wenn man zu sehr niedergedrückt oder erdgebunden ist — HOUND'S TONGUE
— für Freude an Führerschaft — LARKSPUR
— im Denken; für geistige Wachheit — PEPPERMINT
— um die Stärke und den Schutz, den man vom eigenen inneren Licht erhält, zu fühlen — SAINT JOHN'S WORT
— für mehr Licht und Stärke in der Aura — YARROW
— für kindlichen Humor — ZINNIA

LIEBE (love)

— für Freiheit in der Liebe; zur Überwindung ungesunden Verhaftetseins — BLEEDING HEART
— um begeistert mitten im Leben zu stehen; für Liebe als Gegenmittel zu Apathie — CALIFORNIA WILD ROSE
— für Selbstlosigkeit im Liebesausdruck — CHICORY
— für die universale christusähnliche Liebe; für mitfühlendes Verstehen — HOLLY
— um für menschliche Liebe empfänglich zu werden, mütterlich umsorgen und nähren zu können — MARIPOSA LILY
— um Liebeskraft zu entwickeln; für Liebe als eine Macht im Leben — QUINCE

LINDERUNG (soothing)

— für die heilende Kraft des Zuhörens; für mehr Wärme in der Kommunikation — CALENDULA
— gegen emotionale Spannungen — CHAMOMILE
— um inneren Frieden zu finden und Nervosität zu beruhigen — LAVENDER
— um mütterliche schützende und tröstende Kräfte zu vermitteln — MARIPOSA LILY
— wenn man unter Schock oder Trauma steht, um den inneren Frieden wieder herzustellen — STAR OF BETHLEHEM

LOSLASSEN (release) (siehe auch FREIGEBEN)

— um sich von emotionalem Verhaftetsein in Beziehungen zu lösen — BLEEDING HEART
— für Lösen emotionaler Spannung in den Muskeln — DANDELION
— von verhärteten Gefühlen infolge Trauma aus der Vergangenheit — DOGWOOD
— von nichtigen Sorgen — FILAREE
— um unterdrückte Geühle zu lösen, die blockiert oder falsch ausgedrückt sein können — FUCHSIA

— von emotionalen Schmerzen aus der Kindheit (geschieht besonders durch Tränen) — GOLDEN EAR DROPS
— von negative Gedanken, besonders, wenn man sie von anderen übernommen hatte — MOUNTAIN PENNYROYAL
— von falscher Identität, unnötigem „Gepäck" oder Unwesentlichem — SAGEBRUSH
— von emotionaler Spannung oder Schmerz, besonders in der Brustregion — YERBA SANTA

MACHT (power)

— bei mangelnder Willenskraft; wenn man unfähig ist, in der Welt zu manifestieren, etwas zu verwirklichen — BLACKBERRY
— wenn in Beziehungen manipuliert wird, besonders aus emotionaler Unsicherheit — BLEEDING HEART
— bei zu schwachen oder zu starken animalischen Triebkräften; um die astrale Natur ins echte Menschsein zu heben — CALIFORNIA PITCHER PLANT
— wenn man sich durch die Erwartungen anderer beeinflussen läßt; für Dienen in Freiheit — CENTAURY
— für die innere Kraft zu kämpfen für etwas, das man im Herzen als wahr erfahren hat — MOUNTAIN PRIDE
— bei Machtkonflikten, besonders für Frauen — QUINCE
— bei Furcht und Konflikten, zu den eigenen Gefühlskräften zu stehen, besonders bei tieferen Emotionen — SCARLET MONKEYFLOWER
— für ausgeglichene Macht und Ich-Stärke — SUNFLOWER
— bei Aggressivität und zu starkem Streben; wenn es nötig ist, das Weibliche zum Ausgleich zu stärken — TIGER LILY
— bei Machthunger — TRILLIUM
— wenn versucht wird, andere zu dominieren; wenn jemand das Bedürfnis hat, andere zu beherrschen — VINE

MÄNNLICHKEIT (masculine)

— für kämpferischen Mut und Führungsqualitäten — MOUNTAIN PRIDE
— für Ausdauer und Stärke — OAK
— bei Furcht vor Intimität oder Zeigen von Gefühlen; um das Herz für verborgene Gefühle zu öffnen — PINK MONKEYFLOWER
— um eine Beziehung zu geistigen Autoritäten und Führung (der „Großvater") zu schaffen — SAGUARO
— um zu starke männlich betonte Eigenschaften zu mildern, den Anima-Qualitäten zum Durchbruch zu verhelfen — STAR TULIP
— für die Beziehung zum Vater, zur männlichen Seite des eigenen Inneren; für Individuation, ausgewogene Ich-Entwicklung — SUNFLOWER
— bei Neigung zu übertrieben männlichen Charakterzügen, besonders Aggressivität; wenn ein Ausgleich durch weibliche Aspekte geboten ist — TIGER LILY

— bei übermäßig starker männlicher Kraft und gebieterischer Herrschaft — VINE

MÄRTYRERTUM (martyrdom)

— wenn man dazu neigt, für andere der „Fußabstreifer" zu sein; wenn der innere Sinn für die eigene Individualität nicht genügend entwickelt ist — CENTAURY
— bei Hang, sich selbst zu bedauern — CHICORY
— wenn man zu gewissenhaft gegenüber der eigenen Verantwortung ist, als ruhe das ganze Gewicht der Welt auf den eigenen Schultern — ELM
— wenn man zu pflichtbewußt ist; bei Mangel an Freude; wenn Führerschaft als belastende Verantwortung empfunden wird — LARKSPUR
— für Ausdauer trotz Mühsal — PENSTEMON
— bei übermäßiger Strenge zu sich selbst; bei Selbstverleumdung — ROCK WATER

MÄSSIGUNG (moderation)

— bei übermäßig impulsiven Handlungen — IMPATIENS
— bei sprunghaftem Lebensstil und Gewohnheiten — MORNING GLORY
— um den Ausgleich zu schaffen zwischen Extremen — SCLERANTHUS
— in Gefühlen und im Handeln — VERVAIN

MANIFESTATION (manifestation)

— um Ideen zu verwirklichen — BLACKBERRY
— um fähig zu werden, Gedanken aus höheren Bereichen kreativ zum Ausdruck zu bringen — IRIS
— um negative Vorstellungen von der Welt durch positiven Dienst an der Welt zu überwinden — SCOTCH BROOM
— für die Schaffung beruflicher Möglichkeiten, die dem Leben Sinn geben — WILD OAT

MANISCH-DEPRESSIV (manic-depressive)

— zur Stabilisierung von Gefühlen — CHAMOMILE
— bei großen Stimmungsschwankungen — MUSTARD

MASKE TRAGEN (false persona)

— wenn man ungewollt die wahren Gefühle unter einer Maske von Fröhlichkeit verbirgt; wenn man sich nach außen hin glücklich gibt trotz einem Gefühl inneren Schmerzes und Qual — AGRIMONY

— in Gruppensituationen, auch unbewußt, um gesellschaftliche Anerkennung zu gewinnen — GOLDENROD
— bei Furcht, die wahren Gefühle aufzudecken; bei Unfähigkeit aus sich herauszugehen — PINK MONKEYFLOWER
— bei einem falschen Bild von sich selbst; wenn es not tut, sein wahres Selbst zu finden; zur inneren „Reinigung" — SAGEBRUSH
— bei falschem oder unausgewogenem Egotismus — SUNFLOWER

MASSAGE (massage)

— um Schock oder Trauma zu lindern, besonders für verletzte Teile des Körpers; wenn das Trauma noch im Körper festsitzt — ARNICA
— für Wärme und Heilung rundum; für heilende Arbeit als Form des Zuhörens zwischen zwei Menschen — CALENDULA
— zur Besänftigung, besonders der Magen- und Sonnengeflecht-Region — CHAMOMILE
— zum Lösen emotionaler Spannung, die sich im ganzen Körper, besonders in der Muskulatur, angesammelt hat — DANDELION
— zum Lösen verhärteter Gefühle, die oftmals im Körper eingelagert sind, besonders nach physischer oder sexueller Mißhandlung oder Mißbrauch — DOGWOOD
— zum Entspannen von Kopf, Nacken und Schultern; um blockierte spirituelle Energie wird freizugeben — LAVENDER
— zur Verjüngung und Erfrischung — NASTURTIUM
— für neue Lebenskraft; fördert die Gesundheit in allen Bereichen — SELF-HEAL
— zum Öffnen und Empfänglichmachen — STAR TULIP
— zum Lösen von in der Brustregion sitzenden Gefühlsspannungen — YERBA SANTA

MEDITATION (meditation) (siehe auch SPIRITUELLE ERFAHRUNGEN)

— für Bewußtmachen wohlwollender spiritueller Kräfte; für Schutz und Führung — ANGELICA
— gegen Faszination an unausgeglichenes übersinnliches Streben und mediale Techniken und Verstrickung darin; wenn nach falschem „spirituellem Glanz" gesucht wird — CALIFORNIA POPPY
— für Bewußtmachen karmischer Beziehungen jenseits der „Schwelle" — FORGET-ME-NOT
— um übermäßig sinnesgebundene Eindrücke in höhere Bereiche zu heben — HOUND'S TONGUE
— bei zu intensiver meditativer Beschäftigung; wenn es nötig ist, die Nerven zu heilen — LAVENDER
— zur Steigerung spiritueller Bewußtheit; als allgemeines spirituelles Elixier — LOTUS

— um Träume bewußt zu machen; um das jenseits der Sinne liegende Leben der bewußten Kontrolle zugänglich zu machen — MUGWORT
— um Blockierungen der spirituellen Aufnahmefähigkeit zu überwinden; um nach innen hören zu lernen — STAR TULIP
— um sich ständig wiederholende Gedanken zu überwinden; um den Geist ruhig werden zu lassen — WHITE CHESTNUT

MEDIUMISMUS (psychism) (siehe SPIRITUELLE ERFAHRUNGEN)

MENTALE KLARHEIT (mental clarity)

— um sinnesgebundene Gedanken zu höherem spirituellem Verstehen zu heben — HOUND'S TONGUE
— für Sammlung und Konzentration — MADIA
— um negative Denkmuster, die von anderen in der Vergangenheit erlernt wurden, zu durchschauen — MOUNTAIN PENNYROYAL
— zum Überwinden mentaler Lethargie, für Wachheit — PEPPERMINT
— für die Fähigkeit, viele Einzelheiten gleichzeitig im Bewußtsein zu haben — RABBITBRUSH
— um fähig zu werden, Ideen in ein bedeutungsvolles Ganzes zu synthetisieren; für archetypisches Denken — SHASTA DAISY

MILDE (softness)

— um anderen zuzuhören; für heilende Wärme — CALENDULA
— für Unschuld und Reinheit des Herzens; um auf sanfte Weise rein und milde zu werden — DEER BRUSH
— für Güte und Anmut; um verhärtete Emotionen umzuwandeln; um Unschuld und Offenheit wiederherzustellen — DOGWOOD
— wenn man zu hart gegen sich selbst ist oder unfähig, sich selbst zu vergeben — PINE
— bei Konflikt zwischen Milde und Macht, besonders für Frauen — QUINCE
— Offenheit; für Zuhören und Aufnahmefähigkeit durch weibliche Kräfte — STAR TULIP

MISSBRAUCH (abuse) (siehe DESTRUKTIVITÄT, siehe SUCHT)

MISSVERSTEHEN (misunderstanding)

— der Meinung anderer; für sensiblen gesellschaftlichen Umgang — CALENDULA
— wenn man eifersüchtig oder neidisch ist — HOLLY

— bei Entfremdung von der Mutter oder bei Eltern—Kind—Trauma — MARIPOSA LILY
— bei falscher Auslegung der Absichten anderer; gegen Mißtrauen — OREGON GRAPE

MITGEFÜHL (compassion)

— um einander in Freiheit lieben zu lernen — BLEEDING HEART
— das sich darin ausdrückt, zuhören und verstehen zu können, besonders in verbaler Kommunikation — CALENDULA
— wenn das Mitgefühl mißgeleitet ist; wenn man zu unterwürfig ist und wahrer Individualität ermangelt; wenn man dem anderen zu gefallen sucht anstatt wahre Bedürfnisse oder Not zu befriedigen — CENTAURY
— mit dem Leiden oder für die Bedürfnisse anderer — HOLLY
— um mit Wärme zu nähren, zu bemuttern — MARIPOSA LILY

MIT-SICH-SELBST-BEFASSEN (self—concern)

— gegen zwanghaftes Interesse an trivialen oder belanglosen Lebensaspekten; wenn man heikel — FILAREE
— gegen übertriebene Beschäftigung mit den eigenen Problemen — HEATHER
— gegen persönliche Ängste und Sorgen über alltägliche Probleme; wenn man sich große Sorgen macht und sich beklagt wegen Nichtigkeiten — MIMULUS

MOTIVATION (motivation)

— um Ideen zu verwirklichen — BLACKBERRY
— um begeistert und positiv im Leben zu stehen — CALIFORNIA WILD ROSE
— wenn die Willenskräfte angefeuert werden sollen — CAYENNE
— für die Reinheit der Absichten; für Menschen mit unbewußten oder gemischten Motiven — DEER BRUSH
— um dem Gefühl der Hoffnungslosigkeit, besonders über persönliche Angelegenheiten, entgegenzuwirken — GORSE
— um Durchhaltevermögen und Zähigkeit eines Kriegers zu erwerben — MOUNTAIN PRIDE
— für das Erkennen einer Gelegenheit zum Dienen trotz Schwierigkeiten; um Motivation zum Dienen aufrechtzuerhalten — SCOTCH BROOM
— gegen geringe Motivation, Lethargie, Verschleppen — TANSY

MÜDIGKEIT (fatigue)

— bei übermäßigem Streben in kreativer Arbeit; um die Lebenskräfte ins Herzzentrum

zu bringen — ALOE VERA
— für Menschen, die zu müde sind, um die täglichen Aufgaben zu erledigen, weitgehend infolge inneren Widerstandes — HORNBEAM
— bei vollkommener Erschöpfung von Geist und Körper durch physischen Streß und Überarbeitung — OLIVE

MUT (courage)

— um Unbekanntem entgegenzutreten — ASPEN
— für frohen Mut; um dem Herzen Auftrieb zu geben, Herausforderungen schwungvoll zu begegnen — BORAGE
— um Schrecken, Nervosität zu überwinden — GARLIC
— für Vertrauen in die eigene schöpferische Kraft; um Zweifel an den eigenen Fähigkeiten zu überwinden — LARCH
— um sich den Herausforderungen des täglichen Lebens, besonders den alltäglichen Sorgen und Ängsten zu stellen — MIMULUS
— angesichts von Dunkelheit oder Bösem in der Welt; um zu einem positiven spirituellen Kämpfer zu werden — MOUNTAIN PRIDE
— um persönlichen Widrigkeiten zu begegnen — PENSTEMON
— bei dem man über sich selbst hinauswächst, besonders in Schrecksituationen — ROCK ROSE
— Mut, um mächtigen Emotionen ins Auge zu schauen — SCARLET MONKEYFLOWER

MUTTER (mother) (siehe auch KINDHEIT, SCHWANGERSCHAFT, WEIBLICHKEIT)

— bei Überwältigtsein oder überbesorgtem Bemühen — ELM
— wenn man beschließt, ein Kind zu haben; um sich die karmischen Verbindungen mit dem sich inkarnierenden Wesen jenseits der spirituellen Schwelle bewußt zu machen — FORGET-ME-NOT
— für die notwendige Bindung an die Mutter in der Kindheit; um eine harmonische Beziehung zwischen Mutter und Kind aufzubauen — MARIPOSA LILY
— bei Konflikt über den rechten Gebrauch der weiblichen kreativen Kraft, ein Konflikt, der schon von der Mutter übernommen worden sein kann — POMEGRANATE
— bei Konflikten zwischen Macht und Liebe in den weiblichen Kräften — QUINCE
— bei übertriebener Besorgtheit um das Kind — RED CHESTNUT
— für die Fähigkeit, mit der spirituellen Identität des Kindes Kontakt aufzunehmen; für die spirituelle Einstimmung auf die wirklichen Bedürfnisse des Kindes — STAR TULIP

NEGATIVITÄT (negativity)

— bei Neigung, andere kritisch zu sehen — BEECH
— bei Unfähigkeit, sein Herz der Liebe für andere zu öffnen — HOLLY
— um den Geist von negativen Gedanken oder Wesenheiten zu reinigen, vor allem, wenn sie schon bis zur Psyche vorgedrungen sind; zur Reinigung von allem Negativen, was von anderen übernommen wurde — MOUNTAIN PENNYROYAL
— wenn Negativität auf andere projiziert wird, man sich einbildet, andere hätten feindselige Absichten; bei Paranoia — OREGON GRAPE
— bei Empfänglichkeit für negative Gefühle anderer, wenn man alles wie ein „seelischer Schwamm" aufsaugt — PINK YARROW
— bei starker Wut oder Machtspielen, die man sich oft nicht eingesteht — SCARLET MONKEYFLOWER
— wenn man bitter und voller Groll ist, wenn man unfähig ist zu verzeihen — WILLOW
— bei Empfänglichkeit für negative Einflüsse; um sich ein psychisches Schutzschild zu schaffen — YARROW

NEID (envy)

— auf das Glück anderer — HOLLY
— auf die Macht anderer; bei Habgier — TRILLIUM

NERVOSITÄT (nervousness)

— bei Neigung zu psychischer Hysterie, die auf Übersinnliches zielt oder Mediumismus — CANYON DUDLEYA
— bei emotionaler Spannung, besonders in der Gegend von Magen und Sonnengeflecht — CHAMOMILE
— aufgrund der Befürchtung, man könne nicht alles unter Kontrolle haben — CHERRY PLUM
— durch Angstgefühle, die die Seele austrocknen oder quälen — GARLIC
— wenn man nicht fähig ist, inmitten von Verwirrung um sich herum gesammelt zu bleiben — INDIAN PINK
— bei Überempfindlichkeit für spirituelle Einflüsse; bei Neigung „high strung" (reizbar, überempfindlich, überdreht) zu sein — LAVENDER
— wegen alltäglicher Sorgen und Ängste — MIMULUS
— wenn man die Gefühle anderer aufsaugt und auslebt ("seelischer Schwamm"); bei Überempfindlichkeit — PINK YARROW
— durch übertriebene Begeisterung, überreizte Nerven durch zu starkes Streben — VERVAIN

NICHTVERHAFTETSEIN (non—attachment)

— in persönlichen Beziehungen — BLEEDING HEART
— für die Fähigkeit, anderen zuzuhören, sich nicht einzumischen, empfänglich für alles zu sein — CALENDULA
— gegenüber gängigen Sorgen; wenn man mäkelig oder zu anspruchsvoll in belanglosen Dingen ist; bei Notwendigkeit einer weiteren Perspektive — FILAREE
— gegenüber dem, was andere denken; auch gegenüber dem Bild, das man von sich selbst hat — GOLDENROD
— gegenüber unwesentlichen Aspekten des Selbst; um loslassen zu können — SAGEBRUSH
— gegenüber Macht und Reichtum; für soziale Einstellung — TRILLIUM

NIEDERES SELBST (lower self)

— für die Einsicht in das Dunkel im eigenen Inneren oder in verborgene Seiten des Selbst; für bewußte Anerkennung von uneingestandenen Teilen des Selbst — BLACK-EYED-SUSAN
— um das Instinktive ins wahre Menschliche zu verwandeln; um die animalischen oder astralen Kräfte in ausgewogener Weise zu gebrauchen — CALIFORNIA PITCHER PLANT
— bei Unterdrückung fundamentaler Gefühle; bei Verleugnung niedriger Gefühle — FUCHSIA
— zur Lösung von Schuld und Selbstvorwürfen; bei Neigung, sich mit den negativen Teilen des Selbst zu sehr zu identifizieren — PINE
— um Zorn und machtvolle Emotionen umzuwandeln; um den „dunklen Seiten des Selbst" ins Auge zu schauen — SCARLET MONKEYFLOWER
— zur Umwandlung von Feindseligkeit und Aggressivität — TIGER LILY
— zur Überwindung von Habgier oder Machthunger — TRILLIUM

NOSTALGIE (nostalgia)

— wenn man zu kindhaft und unfähig ist, reif und erwachsen zu sein — FAIRY LANTERN
— bei Neigung, in der Vergangenheit als der „besseren Zeit" zu schwelgen — HONEYSUCKLE

NOTFALL (emergency)

— für Schutz und Führung aus den spirituellen Welten — ANGELICA
— zum Lindern von Schock oder Traume, besonders bei physischen Verletzungen oder Traumen — ARNICA
— um aufgewühlte, verwirrte Emotionen zu beruhigen — CHAMOMILE

— zur Reinigung von Körper und Geist; für Wunden und Gifte — CRAB APPLE
— im inmitten von intensiver Aktivität zentriert zu bleiben; für Führerschaft in Krisensituationen — INDIAN PINK
— für Gelassenheit und Sammlung trotz Gruppenpanik; um Hysterie zu vertreiben und zu Führungsqualitäten in Krisensituationen zu verhelfen — RED CLOVER
— als Mittel für alle Notfälle — RESCUE REMEDY
— als Schutz bei Verletzungen oder in lebensbedrohlichen Situationen; um das innere Licht wieder herzustellen; als Schutz, wenn der Geist vom Körper getrennt ist — SAINT JOHN'S WORT
— zur Wiederherstellung und Verjüngung; für die Unversehrtheit der ätherischen Kräfte; um physischem Streß entgegenzuwirken — SELF-HEAL
— um vor psychischer oder physischer Negativität in der Umwelt zu schützen — YARROW
— nach Aufnahme von Radioaktivität — YARROW SPECIAL FORMULA

PARANOIA (paranoia)

— wenn man feindselige Gefühle auf andere projiziert, glaubt, diese seien feindselig gestimmt — OREGON GRAPE
— bei Neigung, die Emotionen anderer aufzunehmen; bei innerer Unbehaglichkeit unter Menschenmengen — PINK YARROW

PESSIMISMUS (pessimism)

— wenn man zynisch oder apathisch ist; wenn man keinen Sinn hat für das Schicksal oder die Bedeutung des Lebens — CALIFORNIA WILD ROSE
— bei Gefühlen von Zweifel und Entmutigung, besonders nach einem Rückschlag — GENTIAN
— in Bezug auf seine persönlichen Angelegenheiten — GORSE
— wenn die Absichten anderer fälschlich als Feindseligkeiten angesehen werden; wenn man sich ständig angegriffen fühlt — OREGON GRAPE
— wenn die Fähigkeit fehlt, Rückschläge durch aktives Angehen der Widrigkeiten zu überwinden — PENSTEMON
— angesichts von Hindernissen, die durch die Weltsituation verursacht sind — SCOTCH BROOM

PFLICHTBEWUSSTSEIN (dutifulness)

— wenn man sich zu sehr verpflichtet fühlt, die Bedürfnisse anderer zu befriedigen — CENTAURY
— in der Führerschaft; bei Mangel an Uneigennützigkeit — LARKSPUR
— bei übermäßiger Strenge gegen sich selbst; bei zu enger Auffassung von Pflicht — ROCK WATER

PHYSISCHE MANIFESTATIONEN (physical manifestation) (siehe KÖRPER)

PSYCHSICHE STÖRUNGEN (disorientation)

— bei Neigung, in den Körper aus- und einzutreten; Verträumtheit — CLEMATIS
— besonders an Orten, wo sich Menschenmengen drängen; in Städten — CORN
— wenn um einen intensive Aktivität herrscht — INDIAN PINK
— wenn man unfähig ist, die Gedanken zu sammeln — MADIA
— bei Neigung zu Hysterie und Panik, besonders in einer Gruppensituation — RED CLOVER
— bei Gefühlen der Schläfrigkeit und Gedächtnisverlust; wenn man nicht richtig inkarniert, nicht voll im physischen Körper verankert — ROSEMARY

PSYCHOSOMATISCHE STÖRUNGEN (psycho-somatic illness) (siehe auch ABWEHRSCHWÄCHE, KÖRPER)

— durch tiefsitzenden Schock, Trauma oder Verletzung, besonders bei nervöser Erschöpfung — ARNICA
— als Folge emotionaler Verdrängung echter Gefühle; äußert sich oft als Kopfschmerz — FUCHSIA
— bei Neigung zu Kopfschmerzen und nervösen Problemen — LAVENDER
— bei Prämenstruellem Syndrom und anderen Frauenbeschwerden, die daher rühren, daß die Gefühle über weibliche Kreativität und Fortpflanzung nicht geklärt sind — POMEGRANATE
— für das Aufspüren der wahren Quelle der Heilung in jeder Krankheit; zur Förderung der Selbstverantwortung — SELF-HEAL
— wenn sich die Krankheit in die Länge zieht — WILD ROSE
— bei Neigung zu Krankheiten der Atemorgane infolge von tiefsitzender Melancholie — YERBA SANTA

RASTLOSIGKEIT (restlessness)

— bei anhaltender Faszination und Experimentieren mit übersinnlichen Techniken oder religiösen Kulten — CALIFORNIA POPPY
— durch zu viele Erfahrungen, die von den Sinnen und Nerven aufgenommen wurden; wenn der „Strom zu stark" war — DILL
— durch ungeduldiges und vorschnelles Temperament — IMPATIENS
— bei Unfähigkeit, spirituelle Energie aufzunehmen; wenn man „high strung" (reizbar, überempfindlich, überdreht) ist — LAVENDER
— bei Nervenproblemen wegen sprunghaftem und unberechenbarem Lebensstil — MORNING GLORY
— im geistigen Leben; wenn Gedanken immer wiederkehren — WHITE CHESTNUT

— für den „Hansdampf in allen Gassen", der viele Berufe probiert, aber unfähig ist, den wahren Lebenszweck zu finden — WILD OAT

REINIGUNG (purification, cleansing)

— emotionale Reinigung, besonders während des Träumens; oft angebracht bei Mißbrauch von übersinnlichen Praktiken oder von Drogen; für Reinigung von unterbewußten Emotionen, psychischen Giften — CHAPARRAL
— bei übermäßiger Besorgtheit über physische Gifte; zum Ausräumen realer oder eingebildeter Gifte, besonders wenn ein starkes Gefühl des Unreinseins vorliegt; auch gegen emotionale Gifte — CRAB APPLE
— des Herzens und der inneren Absichten, besonders bei gemischten Motiven — DEER BRUSH
— von leidvollen oder traumatischen Kindheitserinnerungen, die im Herzen gespeichert sind, besonders durch befreiende Tränen, schmerzhafte Emotionen — GOLDEN EAR DROPS
— um den Geist zu reinigen von negativen Gedanken, die man von anderen übernommen hat — MOUNTAIN PENNYROYAL
— zum Ablegen falscher Identität; um hinter sich zu lassen, was für das eigene Schicksal nicht mehr wesentlich ist; von Lebensstil oder persönlicher Identität abzulassen, die nicht mehr gebraucht werden — SAGEBRUSH
— um im Reinigungs— und Heilungsprozeß in allen Bereichen das Gleichgewicht zu wahren und für die Regeneration zu sorgen; für Reinheit in der Beziehung zur geistigen Welt — STAR TULIP

RESERVIERTHEIT (aloofness)

— um sich anderen zu öffnen; um selbstgeschaffene Grenzen für Freundschaften zu überwinden, für mangelnde soziale Wärme — MALLOW
— um für andere offen zu sein, besonders in Gruppen — VIOLET
— wenn man sich getrennt fühlt von anderen, besonders mit einem Gefühl der Verachtung oder des Stolzes — WATER VIOLET

RESIGNATION (resignation)

— vor dem Willen eines anderen, man ist „Fußabstreifer" — CENTAURY
— gegenüber der Krankheit — WILDE ROSE

SCHARFEINSTELLUNG (focus)

— für die Sammlung der Aufmerksamkeit auf einen einzigen Gesichtspunkt — MADIA
— auf viele Einzelheiten gleichzeitig — RABBITBRUSH

— in Lebensführung und Berufung — WILD OAT

SCHLAFLOSIGKEIT (insomnia)

— bei Furcht vor Dunkelheit oder Unbekanntem — ASPEN
— um hohen Blutdruck zu senken und emotionales Aufgewühltsein zu beruhigen — CHAMOMILE
— aus Unfähigkeit, das Erlebte zu verarbeiten; weil Nerven und Sinne von zu vielen Erlebnissen und Erfahrungen überwältigt werden — DILL
— für überanstrengte Nerven, besonders infolge zu intensiver spiritueller oder mentaler Betätigung — LAVENDER
— gegen Traumstörungen, besonders wenn mit Furcht verbunden — SAINT JOHN'S WORT
— infolge sich wiederholender, zwanghafter Gedanken; wenn man nicht fähig ist, den Geist zu beruhigen — WHITE CHESTNUT

SCHOCK (shock)

— um während eines Traumas die Verbindung mit dem Höheren Selbst oder den Ich-Kräften aufrechtzuerhalten; zur Heilung eines früheren Schocks oder Traumas — ARNICA
— zur allgemeinen Erholung von Schock und Trauma, besonders für sofortigen Gebrauch — RESCUE REMEDY
— zur Heilung und Wiederherstellung nach einem Schock — SELF-HEAL
— zur Linderung und zur Bewahrung inneren Friedens — STAR OF BETHLEHEM

SCHRANKEN (barriers)

— wenn Schranken zu anderen aufgerichtet werden durch unsoziales oder anstößiges Verhalten — GOLDENROD
— wenn Schranken gegenüber Freundschaft mit anderen aufgerichtet werden, besonders wenn mehr Wärme und Vertrauen nötig wäre — MALLOW
— bei Furcht vor intimen Kontakten mit anderen oder in der Natur; wenn es notwendig ist, die Bedeutung von zeitlichen oder räumlichen Grenzen zu verstehen — POISON OAK
— wenn man eine Schranke in der Beziehung zum Höheren Selbst fühlt; wenn es not tut, beim Zuhören aufnahmebereiter zu werden — STAR TULIP
— wenn man gegenüber mitmenschlichen Kontakten distanziert und zurückhaltend ist, besonders aus Stolz — WATER VIOLET

SCHÜCHTERNHEIT (shyness)

— bei mangelndem Selbstwertgefühl oder dem Gefühl, nichts von Wert zu haben, um es mit anderen zu teilen — BUTTERCUP
— für Vertrauen in die eigene innere Kraft und Fähigkeit; damit man sich nicht versteckt aus Angst, Fehler zu machen — LARCH
— bei gesellschaftlicher Unsicherheit; bei Neigung gegen Freundschaften Schranken aufzurichten — MALLOW
— bei Furcht vor gesellschaftlichem Kontakt — MIMULUS
— bei Furcht, sich selbst in der Gruppe zu verlieren — VIOLET

SCHULD (guilt)

— bei gemischten Beweggründen; bei unklAren Absichten; beim Bedürfnis, das Herz zu reinigen — DEER BRUSH
— um auf die Stimme des Gewissens zu hören; um den moralischen Sinn für Recht und Unrecht zu entwickeln — MULLEIN
— bei Selbstvorwürfen und Härte gegen sich selbst — PINE
— wenn man das Innere verbirgt, sich vor Blostellung fürchtet, nicht darauf vertraut, daß die anderen Menschen verstehen werden — PINK MONKEYFLOWER

SCHUTZ (protection)

— für Schutz, der aus geistigen Reichen kommt, Hilfe von höheren wohlwollenden Mächten — ANGELICA
— vor psychischen Parasiten, die einem die Lebenskraft aussaugen — GARLIC
— des Kindes vor schädlichen Einflüssen; für mütterlichen Mantel aus Wärme und Mitgefühl — MARIPOSA LILY
— um negative Gedankenformen auszugleichen, die psychisch haften geblieben sind — MOUNTAIN PENNYROYAL
— bei emotionaler Verwundbarkeit; fördert emotionale Sammlung und Stärke — PINK YARROW
— vor Gruppenpanik und Hysterie — RED CLOVER
— während des Träumens, vor astralen Einflüssen; für das Vertrauen in göttlichen Schutz — SAINT JOHN'S WORT
— vor fremden Ideen und äußeren Einflüssen, die einen zu großen Einfluß auf die Lebensrichtung ausüben — WALNUT
— vor negativen Umwelteinflüssen durch Stärkung des inneren Lichtes — YARROW
— vor Strahlungen und anderen schädlichen Umwelteinflüssen — YARROW SPECIAL FORMULA

SCHWANGERSCHAFT (pregnancy) (siehe auch KINDHEIT)

— für spirituellen Schutz des sich inkarnierenden Kindes — ANGELICA
— zur Befähigung, Leben auf der Erde zu verankern; für schwierige Schwangerschaften — CALIFORNIA WILD ROSE
— um Kontakt aufzunehmen mit dem sich inkarnierenden Geist, um sich an die eigenen karmischen Verbindungen mit ihm in der geistigen Welt zu erinnern — FORGET-ME-NOT
— um den eigenen Körper während der Schwangerschaft zu bejahen, um das Gefühl der Häßlichkeit oder Ungeschicklichkeit des Körpers auszuschalten — MANZANITA
— um eine Bindung an das ankommende Kind aufzubauen, um zuversichtlich in die Mutterrolle hineinzuwachsen — MARIPOSA LILY
— bei zu langer Schwangerschaft, um die „Mond-" oder „fließenden" Kräfte zu lösen — MUGWORT
— wenn man im Zweifel ist, ob man das Kind austragen sollte, um mit seinen moralischen Werten Verbindung aufzunehmen, auf Führung durch das Höhere Selbst zu lauschen — MULLEIN
— bei Überempfindlichkeit gegenüber den Emotionen anderer; bei emotionaler Verletzlichkeit während der Schwangerschaft durch Einflüsse im eigenen Heim oder an der Arbeitsstätte — PINK YARROW
— bei Konflikten zwischen Karriere und Haushalt; um weiblichen kreativen Kräften eine positive Richtung zu geben — POMEGRANATE
— bei übermäßiger Unruhe und Besorgtheit über die Schwangerschaft oder um das werdende Kind; Überängstlichkeit — RED CHESTNUT
— gegen Zweifel und Unentschlossenheit während vieler Veränderungen im Leben, die durch die Schwangerschaft bewirkt werden; für inneren Gleichmut — SCLERANTHUS
— um der Seele zu helfen, recht zur Erde zu kommen; wenn eine Fehl- oder Frühgeburt wahrscheinlich wäre — SHOOTING STAR
— um telepathische Kommunikation mit dem Kind zu entwickeln; um sich feinfühlig die Bedürfnisse des Kindes zum Bewußtsein zu bringen — STAR TULIP
— für den Übergang zu Anfang und zu Ende der Schwangerschaft — WALNUT
— um die Schwangerschaftskräfte „in sich zu behalten", die Neigung zu Frühgeburten zu überwinden — YARROW
— als zusätzlicher Schutz gegen Strahlung oder schädliche Umweltgifte — YARROW SPECIAL FORMULA

SCHWERFÄLLIGKEIT (sluggishness)

— wenn es nötig ist, den Willen anzufeuern — CAYENNE
— gegen mentalen Widerstand gegen die Arbeit oder alltägliche Angelegenheiten — HORNBEAM
— bei mentaler Lethargie — PEPPERMINT
— infolge von Unentschlossenheit; bei physischer Lethargie und Phlegma — TANSY

SCHWERMUT (doom) (siehe TRÜBSINN)

SELBSTACHTUNG (self-esteem)

— für das Wissen um den eigenen Wert gegenüber anderen — BUTTERCUP
— um anderen aus einem Gefühl des Selbstwertes zu dienen, anstatt in Unterwürfigkeit — CENTAURY
— um seiner inneren Führung zu folgen — CERATO
— im Selbstausdruck — LARCH
— in gesellschaftlichen Situationen — MALLOW
— für eine sonnenhafte, strahlende Individualität; um zum „Ich" oder dem Selbst zu stehen — SUNFLOWER
— beim Sprechen und im Selbstausdruck mit großer Vitalität — TRUMPET VINE

SELBSTANNEHMEN (self-acceptance)

— um den Wert des eigenen Lebens, Berufes oder Lebensstils anzunehmen — BUTTERCUP
— um das Selbst anzunehmen, anstatt sich auf äußere Unreinheiten und Fehler zu konzentrieren — CRAB APPLE
— für Vertrauen in die eigene innere Stärke und die eigenen Fähigkeiten — LARCH
— um von Schuldgefühlen und Selbsttadel loszukommen — PINE
— um die Kraft der Selbstheilung zu kennen — SELF-HEAL

SELBSTAUSDRUCK (self—expression) (siehe auch KOMMUNIKATION)

— um sich wert zu fühlen, etwas hervorzubringen und mit anderen zu teilen — BUTTERCUP
— für Wärme und heilende Kräfte in den eigenen Worten — CALENDULA
— bei übermäßiger Mitteilsamkeit, besonders über eigene Probleme — HEATHER
— für seelendurchdrungene Kräfte und künstlerische Impulse — IRIS
— für Vertrauen in den eigenen Ausdruck und die eigene Gestaltung; bei Hang, an den eigenen Fähigkeiten zu zweifeln — LARCH
— für Lebendigkeit beim Sprechen und in anderen Ausdrucksformen, besonders wenn die Vitalität blockiert ist oder der Kraft ermangelt — TRUMPET VINE
— um mit anderen teilen zu können und ihnen Wärme zu geben, besonders bei Neigung, sich zurückzuziehen oder zurückzuhalten — VIOLET

SELBSTAUSLÖSCHEN (self-effacement)

— aus Schüchternheit — BUTTERCUP
— „Fußabstreifer" für andere — CENTAURY

— bei Unterdrückung der Individualität — SUNFLOWER

SELBSTERHÖHUNG (self-aggrandizing)

— in Führerschaft — LARKSPUR
— gegen unausgeglichenen Egoismus — SUNFLOWER
— bei Machthunger und Gier nach materiellem Reichtum — TRILLIUM
— bei Hang, andere beherrschen zu wollen — VINE

SELBSTSUCHT (selfishness)

— bei emotionalem Verhaftetsein an andere aus selbstsüchtigen Motiven — BLEEDING HEART
— wenn jemand emotional besitzergreifend ist und das Bedürfnis nach unangemessener Aufmerksamkeit hat — CHICORY
— bei vorwiegender Beschäftigung mit den eigenen Problemen — HEATHER
— wenn man unfähig ist, für andere Liebe oder Bewunderung zu fühlen — HOLLY
— wenn persönlicher Gewinn und Macht gesucht werden — TRILLIUM

SELBSTVERWIRKLICHUNG (selfactualisation)

— zur Ideenverwirklichung — BLACKBERRY
— um den wahren eigenen Wert ungeachtet weltlicher Maßstäbe zu erkennen — BUTTERCUP
— für Menschen, die sich von anderen übermäßig beherrschen lassen — CENTAURY
— zur Verwirklichung des eigenen wahren Potentials, besonders bei Konflikt über Werte und Ziele — MULLEIN
— für Frauen, um ein Gleichgewicht zwischen Liebeskräften und Macht herzustellen — QUINCE
— um Verantwortung für das eigene Wohlergehen zu übernehmen, sein Karma zu bejahen — SELF-HEAL
— für strahlenden Ausdruck der Individualität — SUNFLOWER
— um seine wahre Berufung zu finden, besonders für Menschen, die viele verschiedene Arten von Arbeit versucht haben und immer noch unbefriedigt sind — WILD OAT

SELBSTWERT (self—worth) (siehe SELBSTACHTUNG)

SENSITIVITÄT (sensitivity) (siehe EMPFINDLICHKEIT bzw. EMPFINDSAMKEIT)

SEXUALITÄT (sexuality)

— um Sexualität und Spiritualität in einer Liebesbeziehung zu integrieren, besonders wenn sie als entgegengesetzte Polaritäten gesehen werden — BASIL
— um die instinkthaften Seiten der Sexualität ins wahre Menschliche umzuwandeln — CALIFORNIA PITCHER PLANT
— bei Verwirrung über die sexuelle Orientierung; um die männlichen und weiblichen Sexualkräfte ins Gleichgewicht zu bringen — CALLA LILY
— gegen falsches Schamgefühl, wo die Sexualtitä als etwas Unreines betrachtet wird — CRAB APPLE
— bei Verhärtung der sexuellen Kräfte, besonders nach Trauma oder Mißbrauch; um Anmut und Unschuld wieder herzustellen — DOGWOOD
— bei Neigung, sowohl bei Männern als auch bei Frauen, im prä-pubertären Stadium der Sexualität zu bleiben — FAIRY LANTERN
— oft sublimiert in andere Emotionen — FUCHSIA
— für Frauen, um in der Sexualität warm und empfänglich zu sein — HIBISCUS
— um den Körper anzunehmen, ein gutes Gefühl von der eigenen physischen Natur zu haben — MANZANITA
— um sexuelle Wunden aus der Kindheit zu heilen, das Gefühl, daß man verlassen war — MARIPOSA LILY
— wenn es angebracht wäre, Gefühle der Liebe und Intimität auszudrücken, man sich vor Bloßstellung fürchtet — PINK MONKEYFLOWER
— für den Ausdruck weiblicher Kräfte durch Gebären und Kreativität in dieser Welt; für die Integration dieser Polaritäten — POMEGRANATE
— bei Furcht vor Intimität, vor dem Umgang mit sexuellen Energien; bei unausgeglichenem sexuellem Ausdruck — STICKY MONKEYFLOWER
— wenn es notwendig ist, den Animus (inneren männlichen Aspekt) ins Gleichgewicht zu bringen — SUNFLOWER

SICHERHEIT (certainty)

— dem inneren Wissen zu folgen, besonders wenn man sich zu sehr auf den Ratschlag der anderen verläßt — CERATO
— um das innere Selbst zu kennen; um die eigenen Werte zu finden trotz Gruppensitten — GOLDENROD
— um die innere Überzeugung zu finden, die moralischen Werte gegeneinander abzuwägen — MULLEIN
— Gewißheit des eigenen „inneren Lichts", des göttlichen Schutzes; besonders bei Furcht — SAINT JOHN'S WORT
— über den Lebenszweck und die Berufung — WILD OAT

SOZIALE BEZIEHUNGEN (social relationships)

— für den Ausgleich von Sexualität und Spiritualität in Beziehungen — BASIL
— bei klammerndem Besitzergreifen; um Nichtverhaftetsein zu erlangen — BLEEDING HEART
— für Selbstwert anderen gegenüber; um teilen zu können und Schüchternheit zu überwinden — BUTTERCUP
— für Kommunikation und Empfänglichkeit gegenüber dem anderen; für Wärme im Gespräch — CALENDULA
— um Apathie und mangelnde Anteilnahme an anderen zu überwinden — CALIFORNIA WILD ROSE
— um emotionales Trauma oder Streitlust und Widerrede in Beziehungen zu beruhigen — CHAMOMILE
— gegen Spielchen, mit denen Aufmerksamkeit erreicht werden soll; bei emotionaler Bedürftigkeit — CHICORY
— wenn man sich eine Maske aufsetzt, um anderen zu gefallen, manchmal auch, um andere zu ärgern und negative Beachtung zu finden; für individuelle Integrität in den Beziehungen und gesellschaftlichen Situationen — GOLDENROD
— wenn Kontakt dadurch gesucht wird, daß man über die eigenen Probleme spricht — HEATHER
— um von Eifersucht und Neid in einer Beziehung loszulassen — HOLLY
— um leicht Freundschaften aufzubauen; für Wärme und Vertrauen; um Argwohn abzubauen; um einen Ablehnungs—Komplex und Barrieren anderen gegenüber zu überwinden — MALLOW
— um die Beziehung zwischen Mutter und Kind zu heilen; um in allen Beziehungen das Aufbauende, Nährende zu entwickeln — MARIPOSA LILY
— um den guten Willen anderer anzuerkennen — OREGON GRAPE
— für Stärke und Durchhaltevermögen in Beziehungen, trotz Schwierigkeiten — PENSTEMON
— für Zusammenarbeit in der Gruppe — QUAKING GRASS
— wenn in die Beziehungen Macht und Zorn, Ärger hineinspielen — SCARLET MONKEYFLOWER
— gegen das Gefühl des Fremdseins, das tiefe Empfinden, nicht in die menschliche Gesellschaft zu passen; wenn man sich als Fremdling auf der Erde fühlt — SHOOTING STAR
— um teilen und großzügig sein und von sich selbst abgeben zu können, besonders bei Hang zu Geiz oder Schäbigkeit — STAR THISTLE
— zur Heilung der Vaterbeziehung — SUNFLOWER
— um Verbindungen anzuknüpfen und Gesellschaft zu finden — SWEET PEA
— um ohne Aggressivität mit anderen zusammenarbeiten zu können — TIGER LILY
— um für das allgemeine Wohl zu arbeiten; für die Umwandlung von „Überlebensimpulsen" in soziale Impulse — TRILLIUM
— gegen Schüchternheit, wenn sich jemand aus Furcht, von anderen absorbiert zu werden, in Gruppensituationen zurückhält — VIOLET
— zur Überwindung von zu starker Zurückhaltung — WATER VIOLET

SPANNUNG (tension) (siehe auch STRESS, ÜBERWÄLTIGTSEIN)

— bei emotionaler Spannung, besonders in der Magengegend — CHAMOMILE
— bei emotionaler Spannung im ganzen Körper, besonders in der Muskulatur; bei Neigung zu Verkrampfungen — DANDELION
— bei Lähmung im Sonnengeflecht infolge von Angst — GARLIC
— bei mentaler Verspannung und Ungeduld — IMPATIENS
— wenn jemand sich fanatisch für eine Sache oder ein Ideal anstrengt — VERVAIN
— bei emotionaler Spannung, besonders in der Brust — YERBA SANTA

SPIRITUELLE ERFAHRUNGEN (spiritual experiences) (siehe auch MEDITATION)

— für Schutz beim Überschreiten der spirituellen Schwelle, besonders im Sterben; für die Fähigkeit, im eigenen Leben wohlwollende höhere Kräfte an der Arbeit zu fühlen — ANGELICA
— wenn bei spirituellen Erfahrungen nach Faszination und falschem Glanz gesucht wird; bei Überbetonung von übernatürlichen Phänomenen anstelle von wahrer spiritueller Entwicklung — CALIFORNIA POPPY
— bei Neigung zu unausgeglichenen oder hysterischen übersinnlichen Zuständen, Mediumismus — CANYON DUDLEYA
— zur Verbindung mit spirituellen Führern; zur Besinnung auf jene, die hinter der physischen Ebene führen — FORGET-ME-NOT
— wenn man dazu neigt, sich von niederen Wesenheiten aussaugen zu lassen — GARLIC
— bei schroffen oder zu anstrengenden spirituellen Praktiken, die zu nervöser Überbelastung führen — LAVENDER
— als allgemeines spirituelles Elixier — LOTUS
— um Empfänglichkeit für Schwellenerlebnisse zu wecken — MUGWORT
— um beschützt zu sein, während man außerhalb des Körpers ist, besonders während des Träumens oder verursacht durch ungesund ausgeweitete oder übersinnliche Geisteszustände — SAINT JOHN'S WORT
— um alle Arten von Widerstreben gegenüber der Welt des Spirituellen zu glätten — STAR TULIP

SPONTANEITÄT (spontaneity) (siehe auch BEWEGLICHKEIT)

— als feuriger Katalysator, um stagnierende Situationen in Bewegung zu bringen — CAYENNE
— im kreativen Ausdruck — LARCH
— für eine elastischere Einstellung zum Leben — ROCK WATER
— für kindliches Lachen und Entzücken — ZINNIA

SPRECHEN (speaking) (siehe auch KOMMUNIKATION)

— um mit der heilenden Kraft des Wortes in Verbindung zu kommen; um Worte als positive Heilkräfte zu verwenden — CALENDULA
— gegen Furcht, die oft mit Lampenfieber verbunden ist; wenn man dazu neigt, sich ausgesogen oder gelähmt zu fühlen — GARLIC
— für Vertrauen in den Selbstausdruck, besonders bei niederer Selbstachtung — LARCH
— für Klarheit und Vitalität im verbalen Ausdruck — TRUMPET VINE

SPRUNGHAFTIGKEIT (erratic)

— bei Neigung zu Unfällen oder Mangel an Anmut — DOGWOOD
— durch übermäßig impulsives oder ungeduldiges Verhalten — IMPATIENS
— wenn man nicht innerlich gesammelt bleiben kann; bei zu starken nervösen Reaktionen auf intensive Tätigkeit — INDIAN PINK
— in Gewohnheiten und in der Lebensenergie — MORNING GLORY
— in Gedanken und Taten; bei Neigung, bei Wahlentscheidungen hin und her zu schwanken — SCLERANTHUS

STADTLEBEN (city life)

— gegen das Gefühl, desorientiert und ungeerdet in übervölkerten Gebieten, wie Städten, zu sein — CORN
— gegen das Gefühl, durch den schnellen Gang des Lebens, z. B. in großen Städten überwältigt zu werden; bei übermäßiger Anregung des Nerven-Sinnes-Bereiches — DILL
— um still zu bleiben inmitten intensiver Aktivität; für Gesammeltsein — INDIAN PINK
— bei Neigung, die Gefühle der Menge zu absorbieren; bei zu durchlässiger Aura, Überempfindlichkeit — PINK YARROW
— bei Hang zu aggressivem Verhalten — TIGER LILY
— zum Schutz vor Verschmutzung und Disharmonie in der Umwelt; als psychischer Schutzschild — YARROW

STÄRKE (strength)

— um der Welt durch Zügeln der Instinktkräfte mit Mut und Stärke gegenüberzutreten; bei schwacher Verdauung; wenn man unfähig ist, fremde Elemente in der Psyche oder im Körper zu verarbeiten — CALIFORNIA PITCHER PLANT
— um „nein” zu anderen sagen zu können; bei einer übermäßig unterwürfigen Mentalität — CENTAURY
— für Stärke und Klarheit des Denkens — MOUNTAIN PENNYROYAL

— für kämpferische Stärke im Angesicht von Hindernissen und Mißgeschick; für den Mut, dem Übel oder dem, der Unrecht tut, entgegenzutreten — MOUNTAIN PRIDE
— durch langes Kämpfen, Ausdauer — OAK
— für innere Stärke im Angesicht von Unglück; für die Fähigkeit zu ertragen — PENSTEMON
— für innere emotionale Stärke — PINK YARROW
— um die Kraft der Liebe zu entwickeln, besonders um das Bedürfnis nach Macht mit weiblicher Empfänglichkeit auszugleichen — QUINCE
— für Zielstrebigkeit trotz Hindernissen, besonders bei Hang, an der Welt zu verzweifeln — SCOTCH BROOM
— eines ausgeglichenen Ichs — SUNFLOWER
— um dem eigenen Weg trotz anderer Einflüsse zu folgen — WALNUT
— für Unversehrtheit der Aura, besonders, wenn man für Umwelteinflüsse zu offen ist — YARROW

STILLE (quiet)

— für innere Stille trotz intensiver Aktivität — INDIAN PINK
— für inneres Schweigen und Konzentration; Ablassen von zerstreuten Gedanken und innerem Geschwätz; Sammlung — MADIA
— für inneren Frieden und Empfänglichkeit; für „inneres Hören" — STAR TULIP
— zur geistigen Erholung — WHITE CHESTNUT

STOLZ (pride)

— gegen das aus Eigenliebe kommende Gefühl der eigenen Bedeutung; bei erdrückender Persönlichkeit — SUNFLOWER
— gegen zu viel Stolz; wenn man zu sehr auf Abstand von anderen bedacht ist; wenn man sich besser dünkt als andere — WATER VIOLET

STRESS (stress)

— zum Beruhigen und Lindern — CHAMOMILE
— wenn man überwältigt von Eindrücken, zu vielen Anregungen ist, wie z. B. auf Reisen — DILL
— weil man sich von der Verantwortung überwältigt fühlt — ELM
— durch Ungeduld, Frustration, Gereiztwerden; weil man zu schnell vorgeht — IMPATIENS
— um inmitten von intensiver Aktivität ruhig und gesammelt zu bleiben — INDIAN PINK
— bei nervösem Überwältigtsein; zur Beruhigung — LAVENDER
— durch das Aufnehmen von emotionaler oder psychischer Negativität in Menschenansammlungen oder in Gruppen — PINK YARROW

— wegen übermäßigem Enthusiasmus und Extremismus — VERVAIN
— infolge allergischer oder überempfindlicher Reaktionen auf die Umwelt — YARROW

STUDIEREN (study) (siehe auch DENKEN)

— wenn es not tut, aus begangenen Fehlern zu lernen; wenn man Schwierigkeiten hat beim Lernen, dieselben Fehler wiederholt, der Einsicht ermangelt — CHESTNUT BUD
— um sinnesgebundene Ideen auf höhere Ebenen zu heben — HOUND'S TONGUE
— wenn die Nerven durch zu vieles Studieren überlastet sind — LAVENDER
— für Konzentration und Sammlung — MADIA
— Bei Entkräftung durch geistige Tätigkeit; um die geschwächten Lebenskräfte anzuregen — NASTURTIUM
— für mentales Aufgewecktsein — PEPPERMINT
— um Ideen in ein Ganzes zu integrieren; für die Fähigkeit, in den Details die Gesamtbedeutung zu erkennen — SHASTA DAISY

STUMPFHEIT (dullness)

— des Denklebens durch überwiegende Beschäftigung mit dem materiellen Bewußtsein; wenn es mehr der Leichtigkeit bedarf — HOUND'S TONGUE
— wenn größere geistige Aufgewecktheit not tut — PEPPERMINT
— bei Mangel an Sinn für spirituelle Bereiche; bringt Empfänglichkeit für das Übersinnliche — STAR TULIP
— bei Mangel an Humor und zu großer Ernsthaftigkeit — ZINNIA

SUCHE (seeking)

— wenn nach äußerlichen Quellen für übersinnliche und spirituelle Erfahrungen gesucht wird — CALIFORNIA POPPY
— nach Rat von anderen; wenn man zu sehr davon abhängig ist, daß einem die Richtigkeit des eigenen Standpunktes bestätigt wird — CERATO
— nach der Zustimmung der anderen in sozialen Situationen, oder nach negativer Aufmerksamkeit durch Mißbilligung seitens der Umwelt — GOLDENROD
— gegen unablässige Suche nach verschiedenen Heilverfahren, ohne die innere Bereitschaft, wirklich geheilt zu werden — SELF-HEAL
— nach sozialer Einbindung und Verwurzelung — SWEET PEA
— nach wahrer Berufung im Leben, mit der Neigung, viele verschiedene Berufe auszuprobieren — WILD OAT

SUCHT (addiction)

— wenn Drogen zur Aufhellung genommen werden, wobei die wahren Gefühle verborgen werden — AGRIMONY
— um Schock und Trauma nach Drogenmißbrauch zu heilen, besonders wenn die physisch—ätherische Integrität des Nervensystems Schaden gelitten hat — ARNICA
— gegen traumartigen falschen Glanz oder die Neigung zur Wirklichkeitsflucht; bei Einnahme von halluzinogenen Drogen — CALIFORNIA POPPY
— bei Nervosität, Hyperaktivität oder Reizbarkeit als Begleiterscheinung von Drogenentzug; zur Beruhigung und Stabilisierung — CHAMOMILE
— zum Reinigen von angehäuften psychischen Giften infolge Drogenmißbrauch — CHAPARRAL
— um gewohnheitsmäßig sich wiederholende Suchthandlungen zu durchbrechen — CHESTNUT BUD
— um die Nerven zu beruhigen, wenn sie wegen zu starker Stimulation überreizt sind — LAVENDER
— zum Freikommen von Suchtverhalten, besonders vom Bedürfnis nach anregenden oder aufputschenden Mitteln — MORNING GLORY
— um ohne Drogen wacher zu sein — PEPPERMINT
— um sich von alten gewohnheitsmäßigen Handlungsweisen und einem Lebensstil zu lösen, welche wahrscheinlich zum Gebrauch von Drogen beitragen — SAGEBRUSH
— wenn Drogen genommen werden, um die wahren Gefühle auszulöschen, besonders Zorn und Machtlosigkeit — SCARLET MONKEYFLOWER
— zur Gesamtunterstützung einer Suchttherapie — SELF-HEAL
— für echte Verbindung zum spirituellen Selbst, besonders wenn Drogen gebraucht werden, um falsche übersinnliche Zustände herbeizuführen — STAR TULIP
— bei geringer Selbstachtung, wie sie im Gefolge von Drogeneinnahme auftritt; für ein gesundes Selbstbild — SUNFLOWER

SYNTHESE (synthesis)

— von Erfahrungen, damit sie nicht nochmals gemacht werden müssen — CHESTNUT BUD
— aller Seelenkräfte zu einer harmonischen Spiritualität — LOTUS
— der Details einer Situation, wobei gleichzeitig vorliegende Elemente der Wirklichkeit assimiliert werden — RABBITBRUSH
— vieler Ideen zu einem lebendigen Bild um die Bedeutung des Ganzen oder eine archetypische Einsicht zu erfahren — SHASTA DAISY

TADEL (blame)

— gegen Tadel und kritische Verurteilung anderer — BEECH
— bei Selbstvorwürfen, wenn man Fehler beging, was oft dazu führt, daß man es vermeidet, Risiken einzugehen — LARCH

— bei Selbstvorwürfen; Härte gegen sich selbst — PINE
— bei Neigung, die Gefühle anderer aufzusaugen; bei emotionaler Projektion — PINK YARROW
— wenn man andere oder die eigene Lage tadelt; bei Verbitterung — WILLOW

TAGTRÄUMEN (day-dreaming) (siehe auch GEERDETSEIN, SAMMLUNG)

— bei Hang, von der Zukunft zu träumen; bei Flucht aus der Gegenwart — CLEMATIS
— bei Träumen von der Vergangenheit; Wiedererleben alter Erinnerungen — HONEYSUCKLE
— bei Hang zur Zerstreutheit; Mangel an Konzentration — MADIA
— um sich das Hin- und Herbewegen zwischen verschiedenen Bewußtseinszuständen klarer bewußt zu machen; für größere Feinfühligkeit für das Übersinnliche — MUGWORT
— wenn man zu viel in der Welt des Traumes oder außerhalb des Körpers verweilt — SAINT JOHN'S WORT

TEILEN (sharing)

— für die Fähigkeit, sich anderen im Gespräch mitzuteilen — CALENDULA
— um die eigenen Grenzen zu kennen beim Teilen mit anderen — CENTAURY
— um lieben zu können, ohne dafür eine Gegenleistung zu erwarten — CHICORY
— um das Herz zu öffnen für Geben und Empfangen von Liebe — HOLLY
— um Freundschaft und soziale Wärme zu entwickeln — MALLOW
— um anderen sein wahres Selbst zu zeigen, trotz geheimer Furcht sich anderen zu öffnen — PINK MONKEYFLOWER
— um anderen von sich selbst zu geben, besonders bei Hang zu Geiz — STAR THISTLE
— zum Teilen mit einer Gruppe, während die Individualität gewahrt bleibt, besonders wenn man fürchtet, in der Gruppe unterzugehen — VIOLET
— mit anderen; um Reserviertheit zu überwinden — WATER VIOLET

TOD UND STERBEN (death and dying)

— um jemandem zu helfen, der die Schwelle des Todes überschreitet; um der Seele zu helfen, Wohlwollen und Schutz aus der Engelssphäre zu erhalten — ANGELICA
— für jene, die bemüht sind, eine unheilbare Krankheit abzulehnen oder zu vermeiden; für den Mut, der Situation ins Auge zu schauen und die Einsicht, sie zu verstehen — BLACK EYED SUSAN
— um jene, die nicht länger bei uns sein können, gehen lassen zu können und Verhaftetsein an sie zu lösen — BLEEDING HEART
— um Trauer und ein schweres Herz über den Tod oder den bevorstehenden Tod eines

geliebten Menschen zu überwinden — BORAGE
— um das Herz ruhig und bereit zu machen, das Unvermeidbare anzunehmen, anderen zu vergeben und Frieden zu schließen mit der Welt vor dem Tod — HOLLY
— zum Lösen von Konflikten mit der Mutter oder anderen weiblichen Personen; um im Einklang mit dem göttlichen Weiblichen als Liebender Kraft zu sein — MARIPOSA LILY
— für den Mut, gegen negative Gedankenformen über den Tod anzukämpfen; um den Tod oder eine unheilbare Krankheit als eine Herausforderung an die Seele oder als Einweihung für sie zu sehen — MOUNTAIN PRIDE
— bei extremer physischer Mühsal und Leiden durch eine unheilbare Krankheit; für den Mut, alles anzunehmen und zu ertragen — PENSTEMON
— bei Übersensibilität für die Gedanken und Ängste anderer um die Problematik des Todes — PINK YARROW
— als Hilfe, um mit belastenden Familiensituationen zu Zeiten eines Todesfalls oder unheilbarer Krankheit fertig zu werden; gegen Hysterie und andere emotionale Extreme — RED CLOVER
— gegen Angst vor dem Tod, besonders gegen die Furcht, daß das Ich völlig vernichtet oder zerstört sein wird — ROCK ROSE
— bei Furcht vor außerkörperlichen Zuständen; um inneres Licht und Bewußtheit zu verankern, wenn sich die Seele über die physische Welt ausweitet — SAINT JOHN'S WORT
— gegen Zorn über den Tod; als Vorbereitung für die Begegnung mit der anderen oder dunklen Seite im Tod — SCARLET MONKEYFLOWER
— um den Schock zu lindern, verursacht durch die Nachricht vom Tod oder bevorstehendem Tod — STAR OF BETHLEHEM
— zum Lösen von Konflikten mit dem eigenen Vater; um Frieden zu schließen mit dem inneren männlichen Selbst — SUNFLOWER
— bei extremer Seelenqual und dem Gefühl der Isolation in der Seele; beim Gefühl, von Gott abgeschnitten zu sein — SWEET CHESTNUT
— um Übergänge zu vollziehen, Verbindungen zu durchbrechen, besonders dann, wenn andere sich zu eng anklammern und der scheidenden Seele nicht erlauben, sich zu lösen — WALNUT
— wenn man Gefühle von Bitterkeit und Groll gegenüber anderen (Familie oder Freunde) mit sich herumschleppt; um die Verantwortung für die Geschehnisse im eigenen Leben auf sich zu nehmen — WILLOW

TOLERANZ (tolerance)

— gegenüber den Unterschieden zu anderen — BEECH
— gegenüber dem, was andere sagen, Empfänglichkeit — CALENDULA
— für den Rhythmus und die Geschwindigkeit anderer — IMPATIENS
— gegenüber den Ideen anderer bei Gruppenarbeit — QUAKING GRASS
— gegenüber den eigenen Unvollkommenheiten und Bedürfnissen — ROCK WATER
— gegenüber dem Glauben anderer — VERVAIN
— gegenüber dem Recht anderer auf freien Willen — VINE

TRÄGHEIT (inertia)

— bei Unfähigkeit, Ideen zu verwirklichen, geistige Perspektiven in praktische Wirklichkeit umzusetzen — BLACKBERRY
— beim Kleben an alten Verhaltensmustern; wenn es eines zündenden Funkens bedarf; bei Unfähigkeit, den „nächsten Schritt" zu tun — CAYENNE
— bei unnötigem Wiederholen alter Gewohnheiten und Lebenserfahrungen; wenn die Lektionen des Lebens nicht gelernt werden wollen — CHESTNUT BUD
— bei Feststecken in destruktivem Suchtverhalten — MORNING GLORY
— bei Unschlüssigkeit, Unentschiedenheit, Lethargie — TANSY
— wenn jemand geistig immer wieder im gleichen Gleis steckenbleibt, wie bei einer „kaputten Schallplatte" ständig die gleichen Gedankengänge wiederholend — WHITE CHESTNUT

TRÄUME (dreams)

— zum Lösen eines Traumas im Traum; für psychische Reinigung — CHAPARRAL
— für größere Bewußtheit jenseits der Schwelle; um in Träumen und bei übersinnlichen Betätigungen das Bewußtsein zu verstärken — MUGWORT
— bei gestörten, beängstigenden Träumen — SAINT JOHN'S WORT
— um sich an Träume besser erinnern zu können, für die feinstofflichen Bereiche aufgeschlossener zu werden — STAR TULIP

TRANSZENDENZ (transcendence)

— für ein Hinauswachsen über die eigene Individualität durch großen Mut — ROCK ROSE
— für die Umwandlung des niederen Ich in das „Sonnenselbst" — SUNFLOWER
— wenn die Belastung alles Maß überschreitet; bei größter Qual — SWEET CHESTNUT

TRAUMA (trauma) (siehe SCHOCK, STRESS)

TREUE ZUM SELBST (true to self) (siehe auch UNEHRLICHKEIT)

— um sich innere Konflikte einzugestehen — AGRIMONY
— um anderen zu dienen, während man sich selbst treu bleibt — CENTAURY
— um seine individuelle Identität in Gruppensituationen zu bewahren, besonders wenn man dazu neigt, Gefallen oder Anerkennung von anderen gewinnen zu wollen — GOLDENROD
— um der Stimme des Gewissens zu folgen — MULLEIN
— zum Abstreifen einer früheren, nicht mehr passenden Identität — SAGEBRUSH

— um sich von den Ideen oder der Persönlichkeit anderer nicht beeinflussen zu lassen; um mit ungesunden Verbindungen zu brechen — WALNUT

TRÜBSINN (gloom)

— über persönliche Angelegenheiten — GORSE
— beim Gefühl, in einer dunklen Wolke zu stecken — MUSTARD
— über Unglück und Tragödien globalen Ausmaßes — SCOTCH BROOM

ÜBERBLICK (overview)

— wenn man von zu vielen Details besessen ist, von zu engen Interessen, Sorgen — FILAREE
— um das Arbeiten der ganzen Gruppe und jedes einzelnen in der Gruppe sehen zu können — QUAKING GRASS
— zum Meistern vieler Einzelheiten; für ein Bewußtsein, das wirksam das „Große Ganze" umfaßt — RABBITBRUSH
— um verschiedene Gedanken zu einem Ganzen zu verbinden; für archetypische Einsichten — SHASTA DAISY
— um fähig zu sein, für das größere Ganze zu arbeiten, ein „kollektives Bewußtsein" zu erwerben — TRILLIUM

ÜBEREMPFINDLICHKEIT (oversensitivity) (siehe EMPFINDLICHKEIT)

ÜBERGANG (transitions)

— zur Erlangung einer neuen Perspektive; um mit destruktiven Verhaltensmustern zu brechen — MORNING GLORY
— um von Unwesentlichem abzulassen, das keinem Zweck mehr dient; zur inneren Reinigung — SAGEBRUSH
— um von alten Bindungen und Gewohnheiten loszukommen; zur inneren Stärkung — WALNUT

ÜBERWÄLTIGTSEIN (overwhelmed)

— vom Gedränge des Stadtlebens — CORN
— von Sinneseindrücken und Erfahrungen — DILL
— von Verantwortung — ELM
— von intensiver Aktivität, die um einen abläuft — INDIAN PINK
— vom Einfließen von zu viel spiritueller Energie — LAVENDER
— von der Intensität der Emotionen anderer — PINK YARROW

— von vielen Kleinigkeiten; bei Unfähigkeit, viele Aspekte gleichzeitig im Bewußtsein zu halten — RABBITBRUSH
— durch den Einfluß von Gruppenemotionen; bei Massenhysterie oder Panik — RED CLOVER

UMWELT (environment)

— wenn man zu sehr identifiziert mit der Umwelt ist, alles perfekt haben muß, was zu einem kritischen Naturell führt — BEECH
— wenn man sich in übervölkerter Umwelt, wie in großen Städten, nicht wohl fühlt — CORN
— für Ruhe und Klarheit inmitten intensiver äußerer Aktivität — INDIAN PINK
— wenn man emotional überempfindlich gegenüber der sozialen und psychischen Umwelt ist; wenn man ein „psychischer Schwamm" ist — PINK YARROW
— um die räumlichen und zeitlichen Grenzen zwischen dem eigenen Selbst und der Natur beachten zu lernen, auch gegenüber anderen — POISON OAK
— bei dem Gefühl „nicht zu Haus zu sein" in der Umwelt; bei starker Entfremdung oder dem Gefühl, nicht am rechten Platz zu sein — SHOOTING STAR
— um sich die feinstofflichen Einflüsse und Energien der Umwelt bewußt zu machen — STAR TULIP
— wenn man sich in einer Gruppe von den anderen getrennt fühlt — VIOLET
— bei Überempfindlichkeit gegen Negativität, Disharmonie, Verunreinigungen, schädliche Einflüsse (tut sich oft als allergische Reaktionen kund) — YARROW

UNBEWEGLICHKEIT (immobilized)

— durch unproduktive Gedankenmuster, die nicht verwirklicht werden — BLACKBERRY
— durch Mangel an genügend katalytischen feurigen Kräften — CAYENNE
— durch unberechenbare Gewohnheiten, Sucht — MORNING GLORY
— durch unentschlossenes Schwanken zwischen zwei Wahlmöglichkeiten — SCLERANTHUS
— bei Schwerfälligkeit, Lethargie, zu großem Phlegma, Unentschlossenheit — TANSY

UNEHRLICHKEIT (dishonesty) (siehe EHRLICHKEIT)

UNEIGENNÜTZIGKEIT (altruism)

— um für andere etwas zu tun, ohne daß man dafür eine Gegenleistung erwartet; um selbstloses Geben zu entwickeln; gegen emotionale Bedürftigkeit — CHICORY
— für freudige Führerschaft zum Wohl aller — LARKSPUR

— zum Überwinden von Aggressivität in der Zusammenarbeit mit anderen — TIGER LILY
— zum Überwinden von Egoismus oder Habgier; um für das Gemeinwohl zu arbeiten — TRILLIUM

UNENTSCHLOSSENHEIT (indecision)

— weil man nicht an das innere Wissen glaubt, bei anderen Rat sucht — CERATO
— aus Mangel an Selbstvertrauen — LARCH
— weil man unfähig ist, sich mit der inneren Führung zu verbinden, unfähig, die inneren Werte für das Fassen von Entschlüssen zu finden — MULLEIN
— wenn man zwischen zwei Möglichkeiten „hin- und herüberlegt" — SCLERANTHUS
— wenn Entscheidungen aufgeschoben werden, wenn man nicht handelt, obgleich Handeln erforderlich wäre — TANSY
— im Hinblick auf den Lebenszweck und die Berufung; bei mangelnder Zielstrebigkeit in der Lebensausrichtung; für den chronischen „Sucher" — WILD OAT

UNGEDULD (impatience)

— bei Ungeduld mit anderen und mit dem Gang des Lebens — IMPATIENS

UNGLÜCK (disaster) (siehe NOTFALL)

UNSICHERHEIT (insecurity)

— Angst vor dem Unbekannten und der Zukunft — ASPEN
— durch psychische Ängste, die die Lebenskraft aussaugen und schwächen — GARLIC
— ausgedrückt durch unechtes Sich—geben, oft unbewußt — GOLDENROD
— Unsicherheit im Umgang mit anderen, die verhindert, Freunde zu gewinnen; wenn man mehr soziales Vertrauen haben sollte — MALLOW
— wenn man übermäßig furchtsam, ängstlich, aufgeregt ist — MIMULUS
— in der Nacht, besonders bei Kindern — SAINT JOHN'S WORT

UNZULÄNGLICHKEIT (inadequacy)

— beim Gefühl, das eigene Leben oder der Beruf seien nicht wichtig — BUTTERCUP
— beim Gefühl, seiner Verantwortung nicht gewachsen zu sein; bei überängstlichem Streben — ELM
— wenn man sich unfähig fühlt, entsprechend der eigenen schöpferischen Inspiration zu handeln — IRIS

— bei Gefühl der sexuellen Unzulänglichkeit oder Unbeholfenheit — STICKY MONKEYFLOWER
— wenn man sich selbst auslöscht; bei Mangel an ausgeglichenen Ich-Kräften — SUNFLOWER

URTEIL (judgment)

— bei Verurteilung anderer; bei Neigung zum Kritisieren — BEECH
— für die Fähigkeit, ein eigenständiges Urteil zu bilden, besonders wenn man dazu neigt, sich zu sehr auf andere zu verlassen — CERATO
— um innere Werte und moralische Maßstäbe zu entwickeln — MULLEIN
— um klare Urteile fällen zu können, anstatt sich von einer Wahlentscheidung zur anderen ziehen zu lassen — SCLERANTHUS

VATER (father) (siehe auch MÄNNLICHKEIT)

— bei Konflikten mit der Autorität — SAGUARO
— bei Konflikten mit Vaterfiguren; bei Störungen der Vaterbeziehung in der Kindheit — SUNFLOWER

VERANTWORTLICHKEIT (responsibility)

— beim Gefühl, mit Verantwortung überladen zu sein; bei Neigung zu übermäßigem Perfektionismus — ELM
— für ausgeglichene Führerschaft in der Welt; als Gegenmittel gegen die Neigung, entweder übermäßig pflichtbewußt und hart zu sein, oder sich zu wichtig zu nehmen — LARKSPUR
— für spirituelles Kämpfen in widrigen Zeiten — MOUNTAIN PRIDE
— um die Verantwortung für die eigene Lebensführung zu übernehmen, anstatt anderen die Schuld zuzuschieben; gegen Bitterkeit — WILLOW

VERDRÄNGUNG (repression)

— der dunklen Seite des Bewußtseins oder nicht angenommener Teile des Selbst — BLACK-EYED-SUSAN
— von angespannten Emotionen, die im Körper festgehalten werden — DANDELION
— echter Emotionen, die oft von falscher Emotionalität überdeckt werden — FUCHSIA
— von leidvollen Kindheitserinnerungen — GOLDEN EAR DROPS
— von schöpferischem Ausdruck — LARCH
— von Gefühlen echter Intimität und Liebe durch Selbstzensur — PINK MONKEYFLOWER
— des Selbst durch übermäßige Strenge — ROCK WATER

— von Zorn und starken Emotionen — SCARLET MONKEYFLOWER
— von sexuellen Gefühlen durch Furcht vor Intimität — STICKY MONKEYFLOWER
— des freien Willens anderer — VINE
— bei Einschnürung von Emotionen, besonders im Brustraum und in den Lungen — YERBA SANTA

VERGEBEN (forgiveness)

— der Schwächen von anderen; bei Neigung zum Kritisieren — BEECH
— zum Loswerden und Heilen von Traumen aus der Kindheit — GOLDEN EAR DROPS
— wenn man sich von anderen ausgesperrt oder übergangen fühlt; um zu wissen, daß es eine unendliche Quelle der Liebe gibt — HOLLY
— der eigenen Irrtümer und Schwächen — PINE
— der Fehler anderer, bei Neigung zu Bitterkeit und Groll — WILLOW

VERHAFTETSEIN (attachment)

— an andere, gegen emotionales Besitzergreifen — BLEEDING HEART
— wenn man in menschlichen Beziehungen Aufmerksamkeit bekommen will — CHICORY
— an destruktive Gewohnheiten, Suchten — MORNING GLORY
— für ruhige aber fürsorgliche Objektivität, wenn andere in Not sind; bei übermäßiger Besorgnis und zwanghaften Sorgen um andere — RED CHESTNUT
— an falsche Identität und Lebensumstände, die nicht mehr angemessen sind — SAGEBRUSH
— an Besitz, Macht — TRILLIUM

VERHÄNGNIS (doom) (siehe VERZWEIFLUNG)

VERHALTENSMUSTER (habit patterns)

— wenn es not tut, sich von gewohntem Verhalten zu lösen, besonders dann, wenn ein feuriger Katalysator gebraucht wird, der die Sache in Gang bringt — CAYENNE
— wenn Erfahrungen ständig wiederholt werden, ohne daraus zu lernen — CHESTNUT BUD
— um destruktive Verhaltensmuster zu überwinden; um frische ätherische Kräfte einzuflößen — MORNING GLORY
— um von unzeitgemäßer Identität und Gewohnheiten freizukommen, die nicht länger angemessen oder unwesentlich sind; um herauszufinden, was für einen selbst wesentlich oder wahr ist — SAGEBRUSH

— um von Gewohnheiten oder Mustern im Lebensstil zu lassen, die man unter Einfluß anderer angenommen hatte — WALNUT

VERJÜNGUNG (rejuvenation) (siehe auch ENTKRÄFTUNG; VITALITÄT)

— um zum Leben zu erwachen — CALIFORNIA WILD ROSE
— des kreativen Ausdrucks, besonders erdhafter Vitalität — INDIAN PAINTBRUSH
— für künstlerische Fähigkeiten, besonders höhere Inspiration — IRIS
— für frische „morgendliche" Kräfte, wenn diese durch die Gewohnheit, bis spät nachts aufzubleiben oder durch Drogenmißbrauch geschwächt sind — MORNING GLORY
— wenn man ausgepumpt oder geschwächt nach zu viel intellektueller Arbeit ist — NASTURTIUM
— für Kraft und Energie nach langem Kampf oder nach physischer Erschöpfung — OLIVE
— der inneren Genesungskräfte in allen Heilsituationen — SELF-HEAL

VERMEIDEN (avoidance)

— echter Gefühle; wenn Emotionen mit gespielter Fröhlichkeit verdeckt werden — AGRIMONY
— wenn man es vermeidet, auf dunkle Emotionen, verborgene oder drohende Teile des Selbst hinzuschauen oder sie anzuerkennen — BLACK EYED SUSAN
— bei Ausweichen aus der Gegenwart, indem man sich in Tagträumen von der Zukunft ergeht — CLEMATIS
— tieferer Gefühle, mit einer Neigung zu unechter oder zu übertriebener Emotionalität — FUCHSIA
— Ausweichen vor der Gegenwart, indem man sich den angenehmeren Gefühlen aus der Vergangenheit hingibt — HONEYSUCKLE
— wenn man es vermeidet, sich mit Zorn und starken Emotionen auseinanderzusetzen oder sie zuzulassen — SCARLET MONKEYFLOWER
— sozialer Kontakte; bei Reserviertheit — WATER VIOLET

VERSAGEN (failure)

— beim Gefühl, daß der eigene Beruf oder der eigene Beitrag in der Welt nicht „zählen" — BUTTERCUP
— beim Gefühl, daß man ein Versager ist oder andere enttäuscht; bei überängstlichem Streben, das dazu führt, daß man sich für einen Versager hält — ELM
— bei unangemessenem Zweifel und Entmutigung wegen eines Rückschlags oder bei Scheitern — GENTIAN
— bei Angst vor und Vorwegnehmen von Versagen als Folge einer geringen Meinung von sich selbst wenn jemand aufgibt, ehe er es überhaupt versucht hat — LARCH

— um standhaft Rückschlägen und Hindernissen zu trotzen — PENSTEMON

VERSCHLEPPEN (procrastination)

— um Ideen in die Tat umzusetzen, Trägheit zu überwinden — BLACKBERRY
— um den Willen anzukurbeln, wenn man feststeckt — CAYENNE
— wenn jemand tatkräftigem Handeln ausweicht und statt dessen sich in Tagträumen über die Zukunft ergeht — CLEMATIS
— wenn man verschleppt, weil innerer Widerstand gegen die Arbeit da ist; wenn man einen Mangel an Energie fühlt — HORNBEAM
— wenn man das Handeln aufschiebt, weil man den Mißerfolg fürchtet; bei Mangel an Selbstvertrauen — LARCH
— bei Zaudern, das zu tun, von dem man weiß, daß es getan werden müßte; um Lethargie zu überwinden — TANSY

VERTRAUEN (trust)

— für ein tiefes Vertrauen in die göttliche Führung unseres Lebens, im Angesicht des Unbekannten, besonders beim Überschreiten der Schwelle des Todes — ANGELICA
— in die innere Führung, besonders wenn man unsicher ist und gern zögert — CERATO
— in die intuitive Führung des Lebens; um „loszulassen und Gott einzulassen" — CHERRY PLUM
— in die Bindung zwischen Mutter und Kind; in die nährenden, aufbauenden Aspekte jeder menschlichen Beziehung — MARIPOSA LILY
— in den guten Willen anderer, besonders bei der Neigung, die Absichten anderer falsch aufzufassen — OREGON GRAPE
— in göttlichen Schutz in der Welt und in allem, was uns umgibt — SAINT JOHN'S WORT
— in die eigenen Selbstheilungskräfte, in die Fähigkeit, Heilung zu suchen — SELF–HEAL
— für strahlenden Ausdruck der Individualität; für ein positives, zuversichtliches Ich — SUNFLOWER
— in die Fähigkeit, aus sich herauszugehen, besonders beim Reden; für größere Vitalität — TRUMPET VINE

VERWUNDBARKEIT (vulnerability)

— bei Manipulierbarkeit durch den Willen anderer; bei „Sklavenmentalität" — CENTAURY
— wenn es nötig ist, verletzlicher und offener für andere zu werden; wenn wesentliche Teile des Selbst verborgen werden — PINK MONKEYFLOWER
— durch emotionale Einflüsse; durch zu große persönliche Identifikation mit den Ge–

fühlen anderer — PINK YARROW
— bei Anfälligkeit für Gruppenpanik und Hysterie — RED CLOVER
— bei Anfälligkeit für ungesunde übersinnliche Einflüsse, angstvolle Erlebnisse, besonders in Träumen — SAINT JOHN'S WORT
— durch negative Einflüsse aus der Umwelt — YARROW

VITALITÄT (vitality) (siehe auch ENTKRÄFTUNG, VERJÜNGUNG)

— zum Wiederherstellen der Lebenskräfte; um das Herzzentrum wieder aufzuladen; besonders wenn man sich „ausgebrannt" fühlt von zu viel „Feuer" oder schöpferischer Kraft — ALOE VERA
— zum Wiederherstellen der Lebensenergie nach Schock oder Trauma — ARNICA
— für Begeisterung am Leben; um Apathie zu überwinden — CALIFORNIA WILD ROSE
— um die vitale Zeugungskraft anzuregen — INDIAN PAINTBRUSH
— um die Lebensenergie und den Lebensfunken wieder zu entfachen — MORNING GLORY
— gegen zu trockenen Intellektualismus — NASTURTIUM
— für ein waches und aufgewecktes Denken — PEPPERMINT
— zum Wecken der inneren Selbst—Heilungskräfte — SELF-HEAL
— im kreativen Ausdruck — TRUMPET VINE

WACHHEIT (awakeness)

— um im Hier und Jetzt anwesend zu sein — CLEMATIS
— für eine frische neue Lebensperspektive; um die Lebensenergien zu wecken, ohne nach Stimulantien oder Aufputschmitteln greifen zu müssen — MORNING GLORY
— für einen aufgeweckten Geist; zum Überwinden mentaler Trägheit und Lethargie — PEPPERMINT
— bei Neigung zu Schläfrigkeit oder Vergeßlichkeit — ROSEMARY
— für Menschen, die zu sehr in ein traumartiges Bewußtsein ausfließen und nicht fähig sind, richtig ins Körperbewußtsein aufzuwachen — SAINT JOHN'S WORT

WÄRME (warmth)

— für heilende Wärme der eigenen Worte im Gespräch mit anderen — CALENDULA
— für zündende Wärme der Willenskräfte — CAYENNE
— für Wärme in weiblicher Sexualität — HIBISCUS
— für Wärme in Freundschaften — MALLOW
— wenn Seelenwärme nicht erlebt werden kann oder der Zugang zu ihr verschüttet ist (oft begleitet von schlechtem Kreislauf in physischen Körper) — ROSEMARY
— für Wärme in intimen Beziehungen — STICKY MONKEYFLOWER

WAHL (choice)

— um voll inkarniert zu sein; um die Herausforderungen des Lebens auf der Erde anzunehmen — CALIFORNIA WILD ROSE
— um dem inneren Wissen zu vertrauen, wenn man Entscheidungen trifft, anstatt sich auf den Rat anderer zu verlassen — CERATO
— zwischen Familie und Berufslaufbahn als Ausdruck weiblicher schöpferischer Kraft — POMEGRANATE
— um entschlossen aus innerem Wissen zu handeln, anstatt zwischen Alternativen hin- und herzuschwanken — SCLERANTHUS
— indem man viele verschiedenartige Aspekte zusammenschaut zu einem einheitlichen Ganzen — SHASTA DAISY
— um das Leben auf der Erde zu bejahen; für Menschen, die sich fremd fühlen, nicht „hereinpassen" in die Welt — SHOOTING STAR
— der Lebensrichtung, der Lebensaufgabe — WILD OAT

WEIBLICHKEIT (feminine)

— bei Neigung zu kindlichen Eigenschaften, eingeschränkter sexueller Entwicklung; verzögerter oder unregelmäßiger Menstruation — FAIRY LANTERN
— für Wärme und Ansprechbarkeit in der Sexualität — HIBISCUS
— weibliche Musen; Inspiration — IRIS
— für Empfänglichkeit für menschliche Liebe; für mütterliche Fürsorge — MARIPOSA LILY
— für kreativen Ausdruck des weiblichen Aspektes des Selbst, sowohl in der Fortpflanzungsfähigkeit als auch in weiblicher Kreativität; (häufig die emotionale Ursache der PMS-Symptome — POMEGRANATE
— um die Kraft der Liebe, weibliche Macht, zu entwickeln, besonders wenn Stärke und Liebe als Polaritäten gesehen werden — QUINCE
— für spirituelle Empfänglichkeit, um die weibliche Seite des Selbst für höhere Welten zu öffnen; für das Lauschen oder für telepathische Einstimmung — STAR TULIP
— um das Weibliche in sich mit dem inneren männlichen Animus ins Gleichgewicht zu bringen — SUNFLOWER
— für den Ausgleich durch weibliche Kräfte, wenn man zu betont männlicher Selbstbehauptung neigt; auch für den Übergang zur Menopause, um die weiblichen Kräfte neu zu orientieren — TIGER LILY

WERTSCHÄTZUNG (appreciation) (siehe WÜRDIGUNG)

WETTEIFERN (competitiveness)

— bei Hang, Aufgaben anderer zu übernehmen — IMPATIENS
— für Mut und Stärke, um Widersacher herauszufordern; um die positiven Aspekte

eines „spirituellen Kämpfers" zu fördern — MOUNTAIN PRIDE
— um innerlich wetteifern zu wollen; für die Kraft, Herausforderungen trotz Rückschlägen anzunehmen — PENSTEMON
— um übertrieben aggressiven Wettstreit in positives soziales Handeln umzuwandeln — TIGER LILY
— bei aggressiver Habsucht und Erwerbstrieb — TRILLIUM

WIDERWILLE (dislike)

— gegenüber dem Beruf oder dem Lebensschicksal — BUTTERCUP
— gegenüber Unvollkommenheiten und Unreinheiten — CRAB APPLE
— gegenüber anderen; Eifersucht — HOLLY
— gegenüber dem physischen Körper; wenn der Körper als „unspirituell" betrachtet wird — MANZANITA

WIEDERHOLUNG (repetition)

— von nichtgelernten Lebenslektionen — CHESTNUT BUD
— wenn es erforderlich ist, seinen Lebensstil mit rhythmischen Gewohnheiten auszustatten — MORNING GLORY
— bei Neigung zum Stottern oder die Worte zu wiederholen — TRUMPET VINE
— von Gedanken und Sorgen; gegen geistiges Geplapper — WHITE CHESTNUT

WILLE (will)

— um in abstrakte oder visionäre Gedanken ausgeglichene Willenskräfte zu bringen; um Ideen in die Tat umzusetzen — BLACKBERRY
— um den Willen aufzuwecken, die Begeisterung für das Leben — CALIFORNIA WILD ROSE
— um den Willen zu entfachen, wenn man zu langsam vorwärtsschreitet oder festsitzt — CAYENNE
— um den Willen dafür zu stärken, auch einmal „nein" zu anderen sagen zu können, wenn es sein muß — CENTAURY
— bei übermäßigem Streben nach Perfektion; bei übermäßigem Einsatz der Willens— kräfte — ELM
— um die im Stoffwechsel verankerten Willenskräfte zu stärken und sie dann in den schöpferischen Prozeß einzubringen; für erdhafte Vitalität — INDIAN PAINTBRUSH
— wenn die Willenskräfte zu träge sind, bei Verschleppungsmentalität — TANSY
— gegen Gier oder Machtstreben — TRILLIUM
— wenn man seinen Willen dazu gebraucht, andere zum eigenen Standpunkt zu bekehren; wenn man mit dem Willen mehr als vernünftig wäre, erreichen will; bei Übereifer, der an Fanatismus grenzt — VERVAIN

— wenn man anderen den eigenen Willen aufdrängt — VINE

WÜRDIGUNG (appreciation)

— des Selbstwertes, der Gaben, die man mit den anderen teilen kann — BUTTERCUP
— der Bedeutung dessen, was andere sagen — CALENDULA
— des physischen Körpers und der physischen Welt — QUAKING GRASS

ZERSTREUTHEIT (scatteredness)

— bei Unfähigkeit, sich auf eine Sache zu konzentrieren — MADIA
— wenn es notwendig ist, sich gleichzeitig auf mehrere verschiedene Tätigkeiten zu konzentrieren — RABBITBRUSH
— wenn man von einem Gedanken zum anderen springt — SCLERANTHUS
— bei zerstreutem Denken, wenn Integration und Sinn ins Denken gebracht werden müssen — SHASTA DAISY

ZITTRIGKEIT (jitteriness)

— durch überreizte Nerven; bei Überempfindlichkeit gegenüber spirituellen Einflüssen — LAVENDER
— bei nervösen Problemen durch Überreizung, besonders durch Drogen — MORNING GLORY
— wenn jemand als „psychischer Spiegel" dazu neigt, Störungen in der Umgebung auszuagieren — PINK YARROW

ZÖGERN (hesitation)

— hinsichtlich des eigenen Wertes; bei übermäßiger Abhängigkeit vom Rat anderer — CERATO
— bei Unsicherheit, Mangel an Zutrauen — LARCH
— wenn man zwischen zwei Möglichkeiten hin- und herschwankt, sobald man eine Entscheidung treffen soll — SCLERANTHUS
— wenn man sich schwer zur Entschlossenheit aufrafft; bei Neigung zu Lethargie; wenn man auf seiner Energie „sitzt" — TANSY

ZORN (anger)

— wenn jemand es vermeidet, tiefen Emotionen, wie Wut, Zorn oder Ärger, ins Gesicht zu sehen — BLACK-EYED SUSAN

— zur Wiederherstellung der Gelassenheit, wenn emotionell aufgewühlt — CHAMOMILE
— bei tiefsitzender Wut, von der man sich befreien muß — FUCHSIA
— wenn Liebe nicht erwidert oder versagt wird — HOLLY
— bei Jähzorn — IMPATIENS
— bei Angst vor Zorn, Wut und Ärger; um diese zu erkennen und sie umzuwandeln — SCARLET MONKEYFLOWER

ZUHÖREN (listening)

— der Meinung anderer; um Wärme und Achtung für die Worte anderer zu pflegen — CALENDULA
— zur Verbindung mit geistigen Führern; um sich auf jene, die jenseits der physischen Sphäre führen, zu besinnen — FORGET-ME-NOT
— um still zu werden, damit andere gehört werden können; gegen die Neigung, sich zu sehr auf die eigenen persönlichen Probleme und Bedürfnisse zu konzentrieren — HEATHER
— gegen die Neigung, andere zu unterbrechen; wenn man ungeduldig ist mit anderen — IMPATIENS
— um auf die innere spirituelle Führung zu hören, besonders in moralischen Entscheidungen; für die Einordnung von Werten — MULLEIN
— um bei Gruppenarbeit auf die Bedürfnisse der anderen zu hören — QUAKING GRASS
— um auf die innere Stimme zu hören; um für spirituelle Einflüsse empfänglich zu sein — STAR TULIP

ZUSAMMENARBEIT (cooperation)

— um die einzelnen Egos für die Durchführung einer gemeinsamen Aufgabe zu läutern und zusammenzuschmelzen — QUAKING GRASS
— um mit anderen für das allgemeine Wohl zusammenzuarbeiten; um aggressive Tendenzen zu überwinden — TIGER LILY
— für die Befähigung, für das allgemeine Wohl zu arbeiten; um Gier, Habsucht und unausgewogenes Begehren von Macht zu überwinden — TRILLIUM

ZUVERSICHT (confidence)

— um den Selbstwert, besonders in Bezug auf Berufung und Lebensstil, zu erkennen — BUTTERCUP
— im Hinblick auf inneres Wissen anstatt auf die Ratschläge anderer — CERATO
— im Hinblick auf die eigene Fähigkeit, Verantwortung ohne Ängstlichkeit zu über nehmen — ELM

— im Hinblick darauf, daß man Furcht und Unsicherheit, die an einem zehren und einen schwächen, überwinden kann; für größere Widerstandskraft und Stärke rund um — GARLIC
— im Selbstausdruck, besonders bei Hang, an seinen Fähigkeiten zu zweifeln — LARCH
— angesichts von Mißgeschick oder Unglück; um standhalten und ertragen zu können — PENSTEMON
— daß man der Welt gegenübertritt mit der Stärke und unter dem Schutz des eigenen inneren Lichtes — SAINT JOHN'S WORT
— beim Treffen von Entscheidungen, besonders bei Neigung hin- und herzuschwanken — SCLERANTHUS
— in die eigenen Selbstheilungskräfte, besonders bei Neigung, viele äußere Formen der Heilung zu suchen — SELF-HEAL
— für strahlenden Ausdruck der Individualität; für ein positives, zuversichtliches Ich — SUNFLOWER
— in die Fähigkeit, aus sich herauszugehen, besonders beim Reden; für größere Vitalität — TRUMPET VINE

ZWANGSVORSTELLUNGEN (obsession)

— über Unreinheiten, hinsichtlich Diät oder Hygiene, in persönlichen Problemen — CRAB APPLE
— hinsichtlich Unwesentlichem; zwanghafte Sorgen — FILAREE
— über die eigenen Probleme — HEATHER
— bei Besessenheit von der Angst um andere; bei eingebildeten Sorgen über andere — RED CHESTNUT
— bei zwanghaft strengen Maßstäben für sich selbst; bei Asketentum — ROCK WATER
— bei Besessenheit vom eigenen Standpunkt; bei übereifrigem Verlangen, andere zu bekehren — VERVAIN
— bei immerwiederkehrenden Gedanken und Sorgen; wenn der Geist festgefahren ist — WHITE CHESTNUT

ZWEIFEL (doubt)

— an seinem eigenen wahren Wert, an seiner Berufung — BUTTERCUP
— an seiner eigenen Fähigkeit, Entscheidungen zu treffen — CERATO
— am Sinn von Ereignissen im Leben; bei mangelndem Vertrauen, daß die Dinge sich zurechtrücken — GORSE
— am eigenen kreativen Ausdruck oder der Fähigkeit, öffentlich aufzutreten — LARCH
— an der Fähigkeit, Schwierigkeiten zu begegnen — PENSTEMON
— an der Fähigkeit anderer, eine Krise zu bewältigen; bei negativer Besorgnis um andere — RED CHESTNUT

— hinsichtlich der eigenen Gefühle und Gedanken; bei Unentschlossenheit — SCLERANTHUS
— am eigenen Beitrag in der Welt; gegen Weltuntergangsstimmung — SCOTCH BROOM
— an den eigenen Selbstheilungskräften — SELF-HEAL

ZWIESPÄLTIGKEIT (ambivalence) (siehe auch KONFLIKT)

— bei Mangel an Engagement; bei Gleichgültigkeit gegenüber dem Leben und dem Lebensziel — CALIFORNIA WILD ROSE
— im Hinblick auf die sexuelle Identität oder den Ausdruck der Sexualität — CALLA LILY
— im Hinblick auf den physischen Körper und die physische Welt — MANZANITA
— bei Konflikt zwischen Karriere und Familie — POMEGRANATE
— beim Treffen von Entscheidungen — SCLERANTHUS
— ob man innerlich wirklich gesund sein möchte — SELF-HEAL
— zwiespältige Gefühle darüber, daß man auf der Erde lebt oder ein Glied der Menschheit ist — SHOOTING STAR

TEIL 2:

AUFLISTUNG NACH BLÜTENNAMEN

AGRIMONY (Agrimonia eupatoria, Gewöhnlicher Odermennig)

ANNEHMEN — EHRLICHKEIT — FRÖHLICHKEIT — GELASSENHEIT — KONFLIKT — MASKE TRAGEN — SUCHT — TREUE ZUM SELBST — VERMEIDEN

— um seine wahren Gefühle, die oft vor anderen verborgen werden, annehmen zu können;
— bei vorgetäuschter äußerer Gelassenheit oder Fröhlichkeit, um innere Konflikte und Qualen zu verbergen.

ALOE VERA (Aloe vera, Aloe)

ERSCHÖPFUNG — HERZ — INNERE DÜRRE — KÖRPER — KREATIVITÄT — MÜDIGKEIT — VITALITÄT

— steigert die Lebensenergie (ätherische Energie), wenn man sich „ausgepumpt" fühlt, besonders infolge übermäßigen Einsatzes von schöpferischen oder Feuerkräften;
— erneuert die im Herzen konzentrierten schöpferischen Lebenskräfte;
— Gleichgewicht zwischen Feuer und Wasser.

ANGELICA (Angelica archangelica, Engelwurz, Engel-Brustwurz)

ALTERN — EINSICHT — MEDITATION — NOTFALL — SCHUTZ — SCHWANGERSCHAFT — SPIRITUELLE ERFAHRUNGEN — TOD UND STERBEN — VERTRAUEN

— für Schutz aus spirituellen Sphären beim „Überschreiten der Schwelle";
— für die Fähigkeit, wohlwollende spirituelle Kräfte im eigenen Leben und Schaffen zu erfahren.

ARNICA (Arnica mollis, Arnica+)

KÖRPER — MASSAGE — NOTFALL — PSYCHOSOMATISCHE STÖRUNGEN — SCHOCK — SUCHT — VITALITÄT

— zur Wiederherstellung der nach Schock und Trauma abrupt verminderten Lebens-(ätherischen) Energie;
— hilft die Verbindung zum Höheren Selbst aufrechtzuerhalten, besonders wenn die Verbindung mit dem Körper infolge schwerem physischem Trauma oder Verletzung gestört ist;
— Basismittel bei den meisten therapeutischen Arbeiten.

ASPEN (Populus tremuloides, Zitterpappel)

ÄNGSTLICHKEIT — FURCHT — GLAUBE — MUT — SCHLAFLOSIGKEIT — UNSICHERHEIT

— gegen Angst aus unbekannter Ursache;
— gegen Furcht vor Dunkelheit oder dem Unbekannten; gegen Alpträume.

BASIL (Ocimum basilicum, Basilikum, Besilienkraut)

KONFLIKT — SEXUALITÄT — SOZIALE BEZIEHUNGEN

— um in einer Liebesbeziehung und im Lebensstil Sexualität und Spiritualität zu integrieren, besonders wenn diese Kräfte als einander entgegengesetzte Polaritäten gesehen werden;
— für Konflikte in zwischenmenschlichen Beziehungen, wo es um Sexualität und Emotionen geht;
— hilft Paaren, zu den Wurzeln solcher Konflikte vorzudringen.

BEECH (Fagus sylvatica, Rotbuche)

ALTERN — ANNEHMEN — DESTRUKTIVITÄT — EMPFINDLICHKEIT — IMMUNSTÖRUNGEN — KRITIK — NEGATIVITÄT — TADEL — TOLERANZ — UMWELT – URTEIL — VERGEBEN

— gegen kritische Verurteilung und Tadel gegenüber anderen;
— wenn Akzeptieren und Toleranz entwickelt werden sollen;
— bei Überempfindlichkeit gegenüber der sozialen und physischen Umgebung, die dazu führt, daß Negativität auf andere projiziert wird.

BLACKBERRY (Rubus ursinus, Brombeere)

DENKEN — ENTSCHLOSSENHEIT — HANDELN — IDEALISMUS — IDEEN — KATALYSATOR — KREATIVITÄT — MACHT — MANIFESTATION — MOTIVATION — SELBSTVERWIRKLICHUNG — TRÄGHEIT — UNBEWEGLICHKEIT — VERSCHLEPPEN — WILLE

— um Ideen in die Tat umzusetzen, wobei Wille und Denken integriert werden, besonders wenn der Wille sich in der physischen Welt manifestieren muß;
— für den Einsatz der schöpferischen Gedankenkraft;
— um Trägheit oder das Gefühl, festgefahren zu sein, zu überwinden.

BLACK-EYED SUSAN (Rudbeckia hirta, Rauhe Rudbeckie, Rauhhaariger Sonnenhut)

BEWUSSTMACHEN — DUNKLE SEITE — EHRLICHKEIT — EINSICHT — KATALYSATOR — LÄUTERUNG — NIEDERES SELBST — TOD UND STERBEN — VERDRÄNGUNG — VERMEIDEN — ZORN

— für eine durchdringende Einsicht in tiefe Emotionen, wobei das verwandelnde Licht des Bewußtseins in die dunklen Seiten der Seele gebracht wird;
— wenn eine Scheu besteht, Emotionen klar zu sehen;
— wenn der Verstand Teile des Selbst mißbilligt oder sich von ihnen trennt;
— nützlich, wenn Widerstand in der Beratung oder bei der Bewältigung von Schlüsselproblemen auftritt, die bedrohlich oder überwältigend erscheinen.

BLEEDING HEART (Dicentra formosa, Flammendes Herz, Tränendes Herz)

ANNEHMEN — BESITZGIER — DESTRUKTIVITÄT — FREIGEBEN — FREIHEIT — „GE—BROCHENES HERZ" — HERZ — JUGENDALTER — KUMMER — LIEBE — LOSLASSEN — MACHT — MITGEFÜHL — NICHTVERHAFTETSEIN — SELBSTSUCHT — SOZIALE BEZIEHUNGEN — TOD UND STERBEN — VERHAFTETSEIN

— um emotionales Verhaftetsein zu lösen, wobei man der Liebe zugesteht, in Freiheit zu existieren;
— für Menschen, die sich mit denen, die sie lieben, zu sehr identifizieren, sich an sie klammern, von ihnen Besitz ergreifen;
— hilfreich, wenn eine Bindung in die Brüche ging, bei Verlust eines lieben Menschen, oder um eine Beziehung zu heilen, die zu sehr auf Umklammerung ausgeht.

BORAGE (Borageo officinalis, Echter Boretsch, Gurkenkraut)

DEPRESSION UND VERZWEIFLUNG — ENTMUTIGUNG — FREUDE — FRÖHLICHKEIT — „GEBROCHENES HERZ" — GLAUBE — HERZ — KÖRPER — KUMMER — LEICHTIGKEIT — MUT — TOD UND STERBEN

— für fröhlichen Mut, Zuversicht gegenüber Gefahren und Herausforderungen;
— um Depressionen, Entmutigung oder Kummer, das Gefühl der Schwere, besonders in Herz und Brust, zu überwinden; wenn man sich bedrückt fühlt;
— auch hilfreich für bedrückte Tiere.

BUTTERCUP (Ranunculus occidentalis, Hahnenfuß)

ALTERN — ANNEHMEN — ENTFREMDUNG — KOMMUNIKATION — KREATIVITÄT — LEBENSFÜHRUNG — SCHÜCHTERNHEIT — SELBSTACHTUNG — SELBSTANNEHMEN — SELBSTAUSDRUCK — SELBSTAUSLÖSCHEN — SELBSTVERWIRK-

LICHUNG — SOZIALE BEZIEHUNGEN — UNZULÄNGLICHKEIT — VERSAGEN — WIDERWILLE — WÜRDIGUNG — ZUVERSICHT — ZWEIFEL

— für die Anerkennung des Selbstwertes, indem man den Wert der eigenen Anlagen kennt und weiß, daß „klein schön ist", das eigene Licht mit anderen teilt;
— für jene, die dazu neigen, ihren Beruf oder ihre Lebensart unterzubewerten, die sich nicht „gut genug" fühlen;
— für Schüchternheit und Insichgekehrtheit.

CALENDULA (Calendula officinalis, Echte Ringelblume)

ANNEHMEN — BEWUSSTMACHEN — DESTRUKTIVITÄT — EMPFÄNGLICHKEIT — GEDULD — KOMMUNIKATION — KONFLIKT — LINDERUNG — MASSAGE — MILDE — MISSVERSTEHEN — MITGEFÜHL — NICHTVERHAFTETSEIN — SELBSTAUSDRUCK — SOZIALE BEZIEHUNGEN — SPRECHEN — TEILEN — TOLERANZ — WÄRME — WÜRDIGUNG — ZUHÖREN

— für Wärme, Heilung und Empfänglichkeit in der mündlichen Kommunikation;
— um beim Zuhören empfänglich für die innere Bedeutung der Worte anderer zu sein;
— um sich stärker bewußt zu werden, daß den eigenen Worten heilende Kraft innewohnt;
— für diejenigen, die überscharf oder schneidend in ihrer Wortwahl sind und dabei andere möglicherweise verbal verletzen.

CALIFORNIA PITCHER PLANT (Darlingtonia californica, Kalif. Kobraflanze)

DUNKLE SEITE — ESS—STÖRUNGEN — INSTINKT — KÖRPER — MACHT — NIEDERES SELBST — SEXUALITÄT — STÄRKE

— wenn man das Instinktive in sich auf unausgewogene Weise handhabt; um tierhafte instinktive Kräfte umzuwandeln in wahrhaft menschliche Kräfte;
— um der Welt mit Mut, Stärke und Nachdruck gegenübertreten zu können durch eine gesunde Stärkung der Lebenskräfte;
— für Menschen, die zu Blutarmut neigen oder sich vor ihren Instinktkräften fürchten.

CALIFORNIA POPPY (Eschscholzia californica, Goldmohn)

EHRLICHKEIT — FASZINATION — GLEICHGEWICHT — HARMONIE — JUGENDALTER — MEDITATION — RASTLOSIGKEIT — SPIRITUELLE ERFAHRUNGEN — SUCHE — SUCHT

— für ausgeglichene innere Entwicklung, wobei man weiß, daß das „wahre Gold im Herzen" ist;

— bei Wirklichkeitsflucht mit Drogen oder Faszination durch traumartigen falschen Glanz;
— wenn ein Mensch nach spirituellen Erfahrungen oder „Hochs” außerhalb seiner selbst sucht;
— wenn man die eigene innere Entwicklung mehr durch Innenschau vorwärts bringen sollte.

CALIFORNIA WILD ROSE (Rosa californica, Kalifornische Heckenrose)

ALTERN — APATHIE — DEPRESSION UND VERZWEIFLUNG — EINBEZOGENSEIN — ENTFREMDUNG — ENTHUSIASMUS — ESS—STÖRUNGEN — „GEBROCHENES HERZ” — GEERDETSEIN — GLAUBE — IDEALISMUS — JUGENDALTER — KINDHEIT — LEBENSFÜHRUNG — LIEBE — MOTIVATION — PESSIMISMUS — SCHWANGERSCHAFT — SOZIALE BEZIEHUNGEN — VERJÜNGUNG — VITALITÄT — WAHL — WILLE — ZWIESPÄLTIGKEIT

— um Apathie und Gleichgültigkeit gegenüber dem Leben zu überwinden;
— um das Leben mit Begeisterung und positiver Einstellung in die Hand zu nehmen;
— für Vitalität und Verjüngung;
— um voll ins Leben einzusteigen und Herausforderungen des Lebens mutig anzugehen;
— nützlich bei Neigung zu Selbstmord oder apathischem Verhalten.

CALLA LILY (Zantedeschia sp., Zimmer—Calla)

GLEICHGEWICHT — SEXUALITÄT — ZWIESPÄLTIGKEIT

— Zwiespalt der sexuellen Identität;
— zum inneren Ausgleich von Männlichkeit/Weiblichkeit.

CANYON DUDLEYA (Dudleya cymosa, Nabelkraut)

FANATISMUS — HYSTERIE — NERVOSITÄT — SPIRITUELLE ERFAHRUNGEN

— gegen Anfälligkeit für unausgeglichene übersinnliche Bestrebungen, gegen Hysterie und Mediumismus.

CAYENNE (Capsicum annuum, Einjähriger Paprika, Schotenpfeffer)

ENTHUSIASMUS — ENTSCHLOSSENHEIT — HANDELN — KATALYSATOR — LÄUTERUNG — MOTIVATION — SCHWERFÄLLIGKEIT — SPONTANEITÄT — TRÄGHEIT — UNBEWEGLICHKEIT — VERHALTENSMUSTER — VERSCHLEPPEN — WÄRME — WILLE

— als zündender Katalysator, um den Willen zu mobilisieren, um Trägheit zu überwinden;
— für den „Durchbruch", um eine Situation einen Schritt vorwärts zu bringen;
— um eingefleischte Gewohnheiten abzulegen;
— als nützlicher Zusatz zu Essenz-Mischungen, wenn die Therapie stagniert; leitet schnelleren Wandel ein.

CENTAURY (Centaurum umbellatum, Echtes Tausendgüldenkraut)

AUTORITÄT — DIENEN — EINFLUSS — FREIHEIT — INDIVIDUALITÄT — MACHT — MÄRTYRERTUM — MITGEFÜHL — PFLICHTBEWUSSTSEIN — RESIGNATION — SELBSTACHTUNG — SELBSTAUSLÖSCHEN — SELBSTVERWIRKLICHUNG — STÄRKE — TEILEN — TREUE ZUM SELBST — VERWUNDBARKEIT — WILLE

— für die Kraft, unterwürfige Haltung zu überwinden;
— für jene, die ein ungesundes Bedürfnis entwickeln, anderen zu dienen, ohne ihre eigenen Ich-Kräfte recht zu entwickeln.

CERATO (Ceratostigma willmottiana, Bleiwurz)

AUTORITÄT — EINFLUSS — ENTSCHLOSSENHEIT — SELBSTACHTUNG — SICHERHEIT — SUCHE — UNENTSCHLOSSENHEIT — URTEIL — VERTRAUEN — WAHL — ZÖGERN — ZUVERSICHT — ZWEIFEL

— für die innere Sicherheit, mehr der eigenen inneren Führung als den Ratschlägen anderer zu folgen;
— für Menschen, die ständig auf der Suche nach äußeren Lehrern, Gurus, Autoritätspersonen sind, um sich die Richtigkeit ihrer Anschauungen bestätigen zu lassen.

CHAMOMILE (Anthemis cotula, Stinkende Hundskamille)

ÄNGSTLICHKEIT — EMPFINDLICHKEIT — ENTSPANNUNG — ESSSTÖRUNGEN — FREIGEBEN — „GEBROCHENES HERZ" — GELASSENHEIT — HARMONIE — HYSTERIE — JUGENDALTER — KINDHEIT — LINDERUNG — MANISCH DEPRESSIV — MASSAGE — NERVOSITÄT — NOTFALL — SCHLAFLOSIGKEIT — SOZIALE BEZIEHUNGEN — SPANNUNG — STRESS — SUCHT — ZORN

— um nach emotionaler Erregung innere Ruhe zurückzugewinnen;
— hilfreich für überaktive Kinder;
— bei Nervosität, emotionaler Spannung in der Magengegend;
— um von den Sorgen des Tages loszulassen, Schlaflosigkeit zu überwinden;
— für größere Objektivität, ein gelasseneres Gemüt.

CHAPARRAL (Larrea sp., Jochblattgewächs)

BEWUSSTMACHEN — REINIGUNG — SUCHT — TRÄUME

— zur Reinigung von angehäuften psychischen Giften, speziell während des Träumens;
— um vorzudringen zu tieferen Ebenen des Bewußtseins über Trauma oder psychische Erfahrungen, die ins Unterbewußtsein verinnerlicht worden sein können;
— besonders hilfreich bei Entgiftung von Drogen.

CHERRY PLUM (Prunus cerasifera, Kirschpflaume)

DESTRUKTIVITÄT — FREIGEBEN — FURCHT — GLAUBE — NERVOSITÄT — VERTRAUEN

— um loszulassen und Gott ans Steuer zu lassen, bei Furcht die Kontrolle über seine Ich-Kräfte zu verlieren.

CHESTNUT BUD (Aesculus hippocastanum, Knospe der Roßkastanie)

BEWUSSTMACHEN — EINSICHT — FREIGEBEN — STUDIEREN — SUCHT — SYNTHESE — TRÄGHEIT — VERHALTENSMUSTER — WIEDERHOLUNG

— um aus vergangenen Erfahrungen zu lernen;
— für diejenigen, die dazu neigen, die Lektionen des Lebens unnötig oft zu wiederholen.

CHICORY (Cichorium intybus, Gewöhnliche Wegwarte, Zichorie)

ALTERN — AUFMERKSAMKEIT — BESITZGIER — EIGENLIEBE — FREIGEBEN — KINDHEIT — LIEBE — MÄRTYRERTUM — SELBSTSUCHT — SOZIALE BEZIEHUNGEN — TEILEN — UNEIGENNÜTZIGKEIT — VERHAFTETSEIN

— für jene, die emotional fordernd, besitzergreifend sind und damit andere in Beschlag nehmen wollen;
— für jene, die übermäßig viel Aufmerksamkeit brauchen;
— wenn Kinder Temperamentsausbrüche haben, zu viel herumfuhrwerken, heikel und anstrengend sind oder sich zu stark anklammern.

CLEMATIS (Clematis vitalba, Weiße oder gewöhnliche Waldrebe)

ABLENKUNG — ALTERN — AUFGEWECKTHEIT — AUFMERKSAMKEIT — FASZINATION — GEERDETSEIN — IDEALISMUS — KONZENTRATION — PSYCHISCHE STÖRUNGEN — TAGTRÄUMEN — VERMEIDEN — VERSCHLEPPEN — WACHHEIT

— um voll „da" zu sein;
— bei Verträumtheit und außerkörperlichen Zuständen, oder wenn man innerlich „schwebt".

CORN (Zea mays, Mais)

GEERDETSEIN — GESAMMELTSEIN — GLEICHGEWICHT — KÖRPER — PSYCHISCHE STÖRUNGEN — STADTLEBEN — ÜBERWÄLTIGTSEIN — UMWELT — VERWIRRTHEIT — ZENTRIERTHEIT

— um geerdet zu bleiben, besonders in städtischer Umgebung;
— zum Ausgleich von Himmel und Erde in der spirituellen Entwicklung;
— hilfreich um ein inneres Gleichgewicht inmitten von Menschenansammlungen zu bewahren, um in Städten das Gefühl der Desorientierung, des Verlorenseins zu überwinden.

CRAB APPLE (Malus fusca, Apfelbaum)

DESTRUKTIVITÄT — EINZELHEITEN — ESSSTÖRUNGEN — HASS — IMMUNSTÖRUNGEN — JUGENDALTER — KÖRPER — NOTFALL — REINIGUNG — SELBSTANNEHMEN — SEXUALITÄT — WIDERWILLE — ZWANGSVORSTELLUNGEN

— bei zwanghafter Beschäftigung mit Unreinheiten und Unvollkommenheiten;
— bei Gefühlen von Scham oder Unreinheit;
— fördert ausgewogene Reinigung, Ausleiten.

DANDELION (Taraxacum officinale, Gewöhnlicher Löwenzahn)

FREIGEBEN — KÖRPER — KUMMER — LOSLASSEN — MASSAGE — SPANNUNG — VERDRÄNGUNG

— zum Lösen emotionaler Spannungen, die sich in den Muskeln festsetzen;
— fördert die Fähigkeit, durch körperliche Entspanntheit empfänglicher für kosmische Einflüsse zu werden;
— besonders hilfreich für tiefgehende Therapien mit dem Körper, äußerlich und innerlich angewendet;
— für Menschen, die zu sehr streben und ihr Leben übermäßig formen.

DEER BRUSH (Ceanothus integerrimus, Säckelblume)

ANMUT — KLARHEIT — KOMMUNIKATION — MILDE — MOTIVATION — REINIGUNG — SCHULD

— für Reinheit in den Absichten;
— für Menschen mit unbewußten oder gemischten Motiven;
— fördert ein stärkeres Bewußtmachen der zugrunde liegenden Motive; hilft offener und ehrlicher in den Beziehungen zu anderen Menschen zu sein.

DILL (Anethum graveolens, Echter Dill)

AUFGEWECKTHEIT — ESSSTÖRUNGEN — KLARHEIT — RASTLOSIGKEIT — SCHLAFLOSIGKEIT — STADTLEBEN — STRESS — ÜBERWÄLTIGTSEIN

— für die Assimilation von Erfahrungen, besonders wenn man überwältigt ist von zu vielen Sinneseindrücken infolge eines zu schnellen Lebenstempos oder Ganges der äußeren Ereignisse;
— als zeitweilige Therapie, wenn man auf Reisen ist;
— ausgezeichnetes Mittel, um dem Stress des Stadtlebens zu begegnen.

DOGWOOD (Cornus nuttalii, Hornstrauch)

ANMUT — BEWEGLICHKEIT — DESTRUKTIVITÄT — HÄRTE — KINDHEIT — KÖRPER — KOMMUNIKATION — LOSLASSEN — MASSAGE — MILDE — SEXUALITÄT — SPRUNGHAFTIGKEIT

— für Anmut, Sanftheit und Leichtigkeit;
— gegen Überhärte der Gefühle und der inneren Haltung, oft als Folge von früherem Trauma oder Mißbrauch;
— stellt Weichheit und Anmut wieder her, besonders im Ätherkörper;
— bei Neigung zu Unfällen.

ELM (Ulmus procera, Ulme)

ÄNGSTLICHKEIT — ENTSPANNUNG — FÜHRERSCHAFT — IDEALISMUS — MÄRTYRERTUM — MUTTER — STRESS — ÜBERWÄLTIGTSEIN — UNZULÄNGLICHKEIT — VERANTWORTLICHKEIT — VERSAGEN — WILLE — ZUVERSICHT

— bei ängstlichem, überperfektionistischem Streben;
— wenn man sich von der Verantwortung überwältigt fühlt;
— wenn man das Gefühl hat, alles allein tun zu müssen.

FAIRY LANTERN (Calochortus albus, Mormonentulpe)

JUGENDALTER — KÖRPER — NOSTALGIE — SEXUALITÄT — WEIBLICHKEIT

— bei Neigung, Kind zu bleiben oder bei Regression auf eine frühere Bewußtseinsebene;
— bei Unreife.

FILAREE (Erodium circutarium, Gewöhnlicher Schierlingsblättriger Reiherschnabel)

ÄNGSTLICHKEIT — BLICKWINKEL — EINZELHEITEN — FURCHT — GELASSENHEIT — KRITIK — LOSLASSEN — MIT-SICH-SELBST-BEFASSEN — NICHTVERHAFTETSEIN — ÜBERBLICK — ZWANGSVORSTELLUNGEN

— wenn man sich um die kleinen unbedeutenden Probleme des täglichen Lebens Sorgen und Kummer macht;
— hilft, die persönlichen Probleme im größeren Zusammenhang mit dem Lebensschicksal zu sehen;
— für eine umfassendere Perspektive.

FORGET-ME-NOT (Myosotis sylvatica, Wald-Vergißmeinnicht)

KOMMUNIKATION — MEDITATION — MUTTER — SCHWANGERSCHAFT — SPIRITUELLE ERFAHRUNGEN — ZUHÖREN

— zur Verbindung mit geistigen Führern;
— um sich an die karmische Verbindung mit den Menschen zu erinnern, die auf der anderen Seite der spirituellen Schwelle stehen.

FUCHSIA (Fuchsia hybrida, Gekreuzte Fuchsie)

ANNEHMEN — BEWUSSTMACHEN — EHRLICHKEIT — EINSICHT — HARMONIE — HYSTERIE — KUMMER — LÄUTERUNG — LOSLASSEN — NIEDERES SELBST — PSYCHOSOMATISCHE STÖRUNGEN — SEXUALITÄT — VERDRÄNGUNG — VERMEIDEN — ZORN

— macht verdrängte oder tiefsitzende Emotionen bewußter, die oft als falsche oder als Hyper-Emotionalität und psychosomatische Krankheit ausgedrückt werden;
— kann eine läuternde Essenz sein, die im Emotionalen Lösung bringt.

GARLIC (Allium sativum, Knoblauch)

ÄNGSTLICHKEIT — EINFLUSS — ENTKRÄFTUNG — FURCHT — GELASSENHEIT — IMMUNSTÖRUNGEN — KÖRPER — MUT — NERVOSITÄT — SCHUTZ — SPANNUNG — SPIRITUELLE ERFAHRUNGEN — SPRECHEN — UNSICHERHEIT — ZUVERSICHT

— zum Loslassen von Ängstlichkeit. Besorgtheit und Unsicherheit, von Furcht und Spannung, die in der Gegend des Sonnengeflechtes gefühlt werden;
— gegen Neigung zu Schwäche und Infektionen;
— hilft Stärke und Widerstandskraft zu entwickeln;
— gegen Lampenfieber, nervöse Angst, die einen lähmt, sobald man vor anderen steht.

GENTIAN (Gentiana amarella, Herbstenzian, Bitterer Enzian)

BEHARRLICHKEIT — DEPRESSION UND VERZWEIFLUNG — ENTMUTIGUNG — PESSIMISMUS — VERSAGEN

— bei Zweifel und Entmutigung durch Rückschläge, besonders infolge mangelnden Glaubens oder Verstehens der eigenen Lebensereignisse.

GOLDEN EAR DROPS (Dicentra chrysantha, Flammendes Herz, Tränendes Herz+)

ENTFREMDUNG — KINDHEIT — KUMMER — LÄUTERUNG — LOSLASSEN — REINIGUNG — VERDRÄNGUNG — VERGEBEN

— um den Zugang zu schmerzlichen Gefühlen aus der Kindheit herzustellen und sich davon zu lösen, insbesondere um Gefühle erleben zu können, die vielleicht zu traumatisch waren, als daß man sie sich hätte damals eingestehen können;
— kann zu einem befreienden Ausbruch von Tränen führen.

GOLDENROD (Solidago canadensis, Kanadische Goldrute)

EHRLICHKEIT — EIGENLIEBE — ESSSTÖRUNGEN — GESAMMELTSEIN — GLEICHGEWICHT — INDIVIDUALITÄT — JUGENDALTER — MASKE TRAGEN — NICHTVERHAFTETSEIN — SCHRANKEN — SICHERHEIT — SOZIALE BEZIEHUNGEN — SUCHE — TREUE ZUM SELBST — UNSICHERHEIT — ZENTRIERTHEIT

— um in Gruppensituationen seiner eigenen individuellen Identität treu zu bleiben;
— gegen die Neigung, sozialer Anerkennung wegen eine Maske zu tragen;
— auch für jene, die durch abstoßendes Verhalten negative Aufmerksamkeit wecken müssen.

GORSE (Ulex europoeus, Stechginster)

APATHIE — DEPRESSION UND VERZWEIFLUNG — ENTMUTIGUNG — MOTIVATION — PESSIMISMUS — TRÜBSINN — ZWEIFEL

— gegen Hoffnungslosigkeit, Verzweiflung;
— bei ständiger Erwartung, durch die Lebensereignisse leidend zu werden.

HEATHER (Calluna vulgaris, Blauheide, Moosheide)

ALTERN — EINSAMKEIT — JUGENDALTER — MIT-SICH-SELBST-BEFASSEN — SELBSTAUSDRUCK — SELBSTSUCHT — SOZIALE BEZIEHUNGEN — ZUHÖREN — ZWANGSVORSTELLUNGEN

— bei zu starker Beschäftigung mit sich selbst;
— bei innerer Zurückgezogenheit;
— bei übertriebener Gesprächigkeit, wobei die Aufmerksamkeit vorwiegend auf persönliche Probleme gerichtet ist;
— wenn die Seelenkräfte zu sehr nach innen gerichtet sind.

HIBISCUS (Hibiscus sp., Hibiscus)

SEXUALITÄT — WÄRME — WEIBLICHKEIT

— für Wärme und Empfänglichkeit in weiblicher Sexualität;
— für bessere Integration und Verwurzelung der weiblichen Kräfte.

HOLLY (Ilex cassine, Stechpalme)

ANNEHMEN — DESTRUKTIVITÄT — EIFERSUCHT — EIGENLIEBE — FEINDSELIGKEIT — FURCHT — „GEBROCHENES HERZ" — GROLL — HASS — HERZ — JUGENDALTER — KINDHEIT — KONFLIKT — LIEBE — MISSVERSTEHEN — MITGEFÜHL — NEGATIVITÄT — NEID — SELBSTSUCHT — SOZIALE BEZIEHUNGEN — TEILEN — TOD UND STERBEN — VERGEBEN — WIDERWILLE — ZORN

— um das Herz der wahren Liebe zu öffnen;
— um andere Menschen in Mitgefühl anzunehmen;
— gegen Eifersucht, Neid, Feindseligkeit;
— wenn man sich ungeliebt fühlt, vermeint, daß die Liebe nicht für alle reiche.

HONEYSUCKLE (Lonicera sp., Geißblatt)

ALTERN — EINSAMKEIT — FREIGEBEN — „GEBROCHENES HERZ" — KONZENTRATION — NOSTALGIE — TAGTRÄUMEN — VERMEIDEN

— gegen das Verweilen in der Vergangenheit;
— gegen Nostalgie;
— wenn man unfähig ist, mit voller Aufmerksamkeit in der Gegenwart zu leben.

HORNBEAM (Caprinus betulus, Weiß- oder Hainbuche, Hagenbuche)

EINBEZOGENSEIN — ERSCHÖPFUNG — HANDELN — MÜDIGKEIT — SCHWERFÄLLIGKEIT — VERSCHLEPPEN

— bei Müdigkeit ohne erkennbare Ursache;
— bei Unfähigkeit oder Widerstand, die täglichen Aufgaben zu erfüllen;
— bei Ausweichen oder Widerwillen den täglichen Aufgaben gegenüber.

HOUND'S TONGUE (Cynogloddum grande, Große Hundszunge)

BLICKWINKEL — DENKEN — EINSICHT — ESSSTÖRUNGEN — IDEEN — INTELLEKTUALISMUS — KÖRPER — LEICHTIGKEIT — MEDITATION — MENTALE KLARHEIT — STUDIEREN — STUMPFHEIT — VERSTÄNDNIS

— hebt sinnesgebundene oder zu intellektuelle Perspektiven auf eine höhere Ebene;
— für ein mehr spirituelles Verstehen der materiellen Welt bei Menschen, die niedergedrückt oder abgestumpft sind durch ihre zu weltlichen Anschauungen oder ein auf den Körper konzentriertes Bewußtsein;
— fördert eine mehr spirituelle Philosophie und Lebensanschauung.

IMPATIENS (Impatiens glandulifera, Drüsentragendes Springkraut, Balsamine)

AGGRESSIVITÄT — ANNEHMEN — DENKEN — DESTRUKTIVITÄT — ESSSTÖRUNGEN — FRUSTRATION — GEDULD — GEREIZTHEIT — IDEEN — MÄSSIGUNG — RASTLOSIGKEIT — SPANNUNG — SPRUNGHAFTIGKEIT — STRESS — TOLERANZ — UNGEDULD — WETTEIFERN — ZORN — ZUHÖREN

— um das Tempo der anderen Menschen und der Lebensereignisse anzunehmen;
— gegen Ungeduld, Gereiztheit, Intoleranz.

INDIAN PAINTBRUSH (Castilloa miniata, Maulbeergewächse)

FRUSTRATION — INNERE DÜRRE — KREATIVITÄT — VERJÜNGUNG — VITALITÄT — WILLE

— für Vitalität im schöpferischen Ausdruck;
— zum Entwickeln nachhaltiger Willenskräfte bei jenen, die Schwierigkeiten haben, die Intensität kreativer Arbeit aufrechtzuerhalten;
— für Menschen, die schöpferische Inspirationen haben, wenn sie sie wirklich wollen, jedoch frustriert sind.

INDIAN PINK (Silene californica, Kalifornisches Leimkraut)

GELASSENHEIT — GESAMMELTSEIN — KONZENTRATION — NERVOSITÄT — NOT—FALL — PSYCHISCHE STÖRUNGEN — SPRUNGHAFTIGKEIT — STADTLEBEN — STILLE — STRESS — ÜBERWÄLTIGTSEIN — UMWELT — VERWIRRTHEIT — ZENTRIERTHEIT

— um gelassen und gesammelt zu bleiben inmitten von verstärkter Aktivität und Bewegung;
— um in chaotischen Situationen leistungsfähig zu bleiben, oder wenn viele Anforderungen auf einmal an einen gestellt werden.

IRIS (Iris douglasiana, Schwertlilie)

FRUSTRATION — IDEEN — INNERE DÜRRE — KRATIVITÄT — MANIFESTATION — SELBSTAUSDRUCK — UNZULÄNGLICHKEIT — VERJÜNGUNG — WEIBLICHKEIT

— für schöpferische Inspiration, besonders aus spirituellen Bereichen;
— um höhere Inspiration für kreative und künstlerische Arbeit anzuziehen;
— für Menschen, die sich in ihrer Kreativität frustriert, „ausgetrocknet" fühlen.

LARCH (Larix decidua, Lärche)

BEHARRLICHKEIT — ENTMUTIGUNG — FURCHT — GELASSENHEIT — JUGENDALTER — KOMMUNIKATION — KREATIVITÄT — LEBENSFÜHRUNG — MUT — SCHÜCHTERNHEIT — SELBSTACHTUNG — SELBSTANNEHMEN — SELBSTAUSDRUCK — SPONTANEITÄT — SPRECHEN — TADEL — UNENTSCHLOSSENHEIT — VERDRÄNGUNG — VERSAGEN — VERSCHLEPPEN — ZÖGERN — ZUVERSICHT — ZWEIFEL

— für Zutrauen in kreativen Selbstausdruck, Spontaneität;
— für jene, die an sich selbst zweifeln und deshalb den Stab über sich brechen, obleich sie recht fähig wären.

LARKSPUR (Delphinium depaperatum, Rittersporn)

AGGRESSIVITÄT — DIENEN — EHRGEIZ — EIGENLIEBE — EINFLUSS — ENTHUSIASMUS — FREUDE — FRÖHLICHKEIT — FÜHRERSCHAFT — LEICHTIGKEIT — MÄRTYRERTUM — PFLICHTBEWUSSTSEIN — SELBSTERHÖHUNG — UNEIGENNÜTZIGKEIT — VERANTWORTLICHKEIT

— um mit Heiterkeit und positivem Charisma führen zu können;
— gleicht beide Extreme, des zu starken Pflichtbewußtseins und der Selbsterhöhung, aus;
— für Großmut, Uneigennützigkeit, Freude am Führen.

LAVENDER (Lavender officinalis, Echter Lavendel)

EMPFINDLICHKEIT — GELASSENHEIT — GEREIZTHEIT — HARMONIE — LINDERUNG — MASSAGE — MEDITATION — NERVOSITÄT — PSYCHOSOMATISCHE STÖRUNGEN — RASTLOSIGKEIT — SCHLAFLOSIGKEIT — SPIRITUELLE ERFAHRUNGEN — STRESS — STUDIEREN — SUCHT — ÜBERWÄLTIGTSEIN — ZITTRIGKEIT

— um von Überreizung strapazierte Nerven zu besänftigen;
— bei Überempfindlichkeit für spirituelle Einflüsse, besonders wenn meditative Übungen oder der Lebensstil vielleicht zu intensiv für das Nervensystem sind;
— für viele nervöse Beschwerden, wie z. B. Kopfschmerzen.

LOTUS (Nelumbo nucifera, Lotusblume)

ANMUT — AUSGLEICH UND ABRUNDUNG — EMPFÄNGLICHKEIT — HARMONIE — MEDITATION — SPIRITUELLE ERFAHRUNGEN — SYNTHESE

— als allgemeines spirituelles Elixier;
— um andere Essenzen auszubalancieren und zu verbinden;
— für spirituelle Offenheit, meditative Empfänglichkeit;
— oft verwendet für Zeremonien und Rituale.

MADIA (Madia elegans, Ölmadie+)

ABLENKUNG — ALTERN — AUFGEWECKTHEIT — AUFMERKSAMKEIT — BEWUSSTMACHEN — EINZELHEITEN — IDEEN — KLARHEIT — KONZENTRATION — MENTALE KLARHEIT — PSYCHISCHE STÖRUNGEN — SCHARF-EINSTELLUNG — STILLE — STUDIEREN — TAGTRÄUMEN — ZERSTREUTHEIT

— für geistige Sammlung, Konzentration, Aufmerksamkeit aufs Detail;
— vermittelt die Fähigkeit, ein Projekt bis zum Ende durchzuführen;

— gut für Studium oder andere Betätigungen, die gesammelte Aufmerksamkeit erfordern;
— für jene, die leicht zerstreut oder ablenkbar sind;
— hilfreich auch als zeitweiliges Mittel gegen Verlust der Konzentration.

MALLOW (Malva parviflora, Malve)

EINBEZOGEN SEIN — EINSAMKEIT — EMPFÄNGLICHKEIT — JUGENDALTER — RESERVIERTHEIT — SCHRANKEN — SCHÜCHTERNHEIT — SELBSTACHTUNG — SOZIALE BEZIEHUNGEN — TEILEN — UNSICHERHEIT — WÄRME

— um Wärme in Freundschaften zu entwickeln;
— um soziale Unsicherheiten und die Neigung, in den persönlichen Beziehungen Schranken aufzubauen, zu überwinden;
— hilft mehr Offenheit und Vertrauen zu entwickeln.

MANZANITA (Arctostaphylos viscida, Bärentraube)

BEWUSSTMACHEN — ENTFREMDUNG — ESSSTÖRUNGEN — GEERDETSEIN — IDEEN — JUGENDALTER — KINDHEIT — KÖRPER — SCHWANGERSCHAFT — SEXUALITÄT — WIDERWILLE — ZWIESPÄLTIGKEIT

— für die Wertschätzung des Körpers und der physischen Welt;
— für Menschen mit einer tiefsitzenden oder unbewußten Abscheu gegenüber dem physischen Körper oder der irdischen Welt;
— wird oft angewendet für Menschen, die einem asketisch-religiösen Weg gefolgt sind;
— kann angezeigt sein bei unerklärlicher körperlicher Krankheit, wenn gegen den Körper Widerwillen besteht;
— hilfreich in der Schwangerschaft, damit die Mutter das ankommende Kind willkommen heißt;
— wird angewendet bei der Behandlung von Eßstörungen, wie z. B. anorexia nervosa (Magersucht).

MARIPOSA LILY (Calochortus leichtlinii, Mormonentulpe)

DIENEN — EINBEZOGEN SEIN — EMPFÄNGLICHKEIT — ENTFREMDUNG — ESSSTÖRUNGEN — JUGENDALTER — KINDHEIT — LIEBE — LINDERUNG — MISSVERSTEHEN — MITGEFÜHL — MUTTER — SCHUTZ — SCHWANGERSCHAFT — SEXUALITÄT — SO—ZIALE BEZIEHUNGEN — TOD UND STERBEN — VERTRAUEN — WEIBLICHKEIT

— für mütterliche Pflege und Wärme;
— für die Mutter-Kind-Bindung;
— macht empfänglich für menschliche Liebe;

— zur Förderung gesunder Seelenkräfte zwischen Mutter und Kind;
— heilt Gefühle von Entfremdung und des Nicht-geliebt-werdens;
— für alle Kindheits-Traumen, einschließlich Frühgeburt, Krankheit, Scheidung oder Mißbrauch;
— auch hilfreich für die Mutter während traumatischer Situationen mit ihren Kindern;
— sehr nützlich in der ErwachsenenTherapie, um emotionale Wunden aus der Kindheit zu heilen.

MIMULUS (Mimulus guttatus, Gefleckte Gauklerblume)

ÄNGSTLICHKEIT — FURCHT — GELASSENHEIT — GLAUBE — MIT-SICHSELBST-BEFASSEN — MUT — NERVOSITÄT — SCHÜCHTERNHEIT — UNSICHERHEIT

— um besser den Herausforderungen des täglichen Lebens zu begegnen;
— um Furcht und Sorgen zu überwinden, die die Persönlichkeit unnötig behindern und aufregen;
— bei Ängstlichkeit und sozialer Schüchternheit.

MORNING GLORY (Ipomoea purpurea, Purpurwinde, Prunkwinde)

AUFGEWECHTHEIT — AUSGLEICH UND ABRUNDUNG — DESTRUKTIVITÄT — ENTKRÄFTUNG — ENTSPANNUNG — GLEICHGEWICHT — MÄSSIGUNG — RAST-LOSIGKEIT — SPRUNGHAFTIGKEIT — SUCHT — TRÄGHEIT — ÜBERGANG — UNBEWEGLICHKEIT — VERHAFTETSEIN — VERHALTENSMUSTER — VERJÜN-GUNG — VITALITÄT — WACHHEIT — WIEDERHOLUNG — ZITTRIGKEIT

— um sich von Suchtverhalten loszuringen;
— fördert Vitalität und bringt frische Körper- und Lebenskräfte;
— bei unstetem, prunghaftem Lebensstil;
— bei destruktiven oder den Körper mißbrauchenden Gewohnheiten;
— kann als Unterstützung gegeben werden zur Entgiftung von Drogen und Alkohol.

MOUNTAIN PENNYROYAL (Monardella odoratissima, Pferdeminze, Monarde)

DENKEN — KLARHEIT — LOSLASSEN — MENTALE KLARHEIT — NEGATIVI-TÄT — REINIGUNG — SCHUTZ — STÄRKE

— um den Geist von negativen Gedanken, die man von anderen übernommen hat, zu reinigen;
— für Reinigung von Schlacken, Reinigung der Verdauungswege;
— wehrt aktiv negative Gedanken, die andere auf einen richten, ab;
— für Stärke und Klarheit des Denkens.

MOUNTAIN PRIDE (Penstemon newberryi, Bartfaden)

AGGRESSIVITÄT — BEHARRLICHKEIT — FÜHRERSCHAFT — FURCHT — MACHT — MÄNNLICHKEIT — MOTIVATION — MUT — STÄRKE — TOD UND STERBEN — VERANTWORTLICHKEIT — WETTEIFERN

— für Stärke und Durchsetzungsvermögen angesichts widriger Kräfte;
— für spirituelle Kampfbereitschaft;
— für positive Männlichkeit, um sich den Herausforderungen der Zeit zu stellen;
— für aktive Konfrontation als positive Kraft.

MUGWORT (Artemisia douglasiana, Beifuß)

AUSGLEICH UND ABRUNDUNG — BEWUSSTMACHEN — EINSICHT — EMPFÄNGLICHKEIT — EMPFINDLICHKEIT — MEDITATION — SCHWANGERSCHAFT — SPIRITUELLE ERFAHRUNGEN — TAGTRÄUMEN — TRÄUME — VERSTÄNDNIS

— für größere Bewußtheit beim Überschreiten der spirituellen Schwelle, besonders während des Schlafes;
— um ein überaktives psychisches Leben auszugleichen und zu stärken; bringt ein stärkeres Bewußtsein in das nicht-sinnliche Leben.

MULLEIN (Verbascum thapsus, Kleinblütige Königskerze)

EHRLICHKEIT — EMPFÄNGLICHKEIT — INDIVIDUALITÄT — SCHULD — SCHWANGERSCHAFT — SELBSTVERWIRKLICHUNG — SICHERHEIT — TREUE ZUM SELBST — UNENTSCHLOSSENHEIT — URTEIL — ZUHÖREN

— für die Anerkennung der inneren Führung und des Gewissens;
— um auf die innere Stimme zu hören;
— um sich selbst treu zu bleiben;
— um seine individuellen Möglichkeiten durch Einstimmen auf die innere Führung zu erfüllen;
— um einen inneren Sinn für Moral und Werte zu entwickeln.

MUSTARD (Brassica campestris, Rübenkohl, Weiße Rübe, Rebe, Wasserrübe)

DEPRESSION UND VERZWEIFLUNG — FREUDE — FRÖHLICHKEIT — MANISCH-DEPRESSIV — TRÜBSINN

— bei manisch-depressiven Zuständen, wenn man sich von einer „schwarzen Wolke" überwältigt fühlt, die plötzlich oder ohne Grund aufgetreten zu sein scheint.

NASTURTIUM (Tropaeolum majus, Große Kapuzinerkresse)

ENTKRÄFTUNG — INNERE DÜRRE — INTELLEKTUALISMUS — KÖRPER — MASSAGE — STUDIEREN — VERJÜNGUNG — VITALITÄT

— für Verjüngung und Vitalität, emotionale Farbigkeit;
— für allzu trockenen Intellektualismus, der die Lebenskräfte austrocknet;
— oft hilfreich für Studenten und Gelehrte;
— kann vorübergehend genommen werden, wann immer die Lebenskräfte erschöpft sind.

OAK (Quercus lobata, Eiche)

BEHARRLICHKEIT — DEPRESSION UND VERZWEIFLUNG — FÜHRERSCHAFT — MÄNNLICHKEIT — STÄRKE

— für jene, die unermüdlich und mit Beharrlichkeit weiterkämpfen, ohne in ihren Anstrengungen nachzulassen;
— gibt marshafte Stärke und Tapferkeit.

OLIVE (Olea europaea, Olivenbaum)

ERSCHÖPFUNG — MÜDIGKEIT — VERJÜNGUNG

— für Kraft und Erneuerung;
— bei Erschöpfung nach einem langen Kampf, oder wenn die physischen Kräfte extrem belastet wurden.

OREGON GRAPE (Berberis aquifolium, Berberitze, Sauerdorn)

EINSAMKEIT — FEINDSELIGKEIT — FURCHT — GLAUBE — MISSVERSTEHEN — NEGATIVITÄT — PARANOIA — PESSIMISMUS — SOZIALE BEZIEHUNGEN — VERTRAUEN

— bei Furcht vor emotionaler Feindseligkeit anderer;
— bei sozialer Paranoia (Wahnvorstellungen);
— wenn die Motive oder Absichten anderer unkorrekt wahrgenommen werden;
— hilft Vertrauen zu entwickeln und den guten Willen anderer anerkennen zu lernen.

PENSTEMON (Penstemon davidsonii, Bartfaden)

ALTERN — ANNEHMEN — BEHARRLICHKEIT — ENTMUTIGUNG — FRUSTRATION — JUGENDALTER — KÖPRER — MÄRTYRERTUM — MUT — PESSIMISMUS —

SOZIALE BEZIEHUNGEN — STÄRKE — TOD UND STERBEN — VERSAGEN — WETTEIFERN — ZUVERSICHT — ZWEIFEL

— für innere Stärke angesichts von Prüfungen oder persönlichen Widrigkeiten, besonders bei körperlicher Mühsal oder harten äußeren Umständen;
— auch hilfreich, wenn einen persönlichen Beziehungen oder die Arbeitssituation hart auf die Probe stellen; wenn man „geprüft" wird.

PEPPERMINT (Mentha piperata, Pfefferminze)

APATHIE — AUFGEWECKTHEIT — DENKEN — KLARHEIT — KONZENTRATION — LEICHTIGKEIT — MENTALE KLARHEIT — SCHWERFÄLLIGKEIT — STUDIEREN — STUMPFHEIT — SUCHT — VITALITÄT — WACHHEIT

— für geistige Aufmerksamkeit und Wachheit;
— um mentale Lethargie und Schwerfälligkeit zu überwinden;
— fördert einen aktiven wachen Geisteszustand.

PINE (lodgepole, Pinus murrayana, Kiefer, Föhre)

DESTRUKTIVITÄT — HÄRTE — HASS — KRITIK — MILDE — NIEDERES SELBST — SCHULD — SELBSTANNEHMEN — TADEL — VERGEBEN

— um sich von Schuld und Selbstvorwürfen freizumachen;
— bei Neigung, hart mit sich selbst zu sein;
— bei Unfähigkeit, sich selbst Fehler oder Lebensereignisse zu vergeben.

PINK MONKEYFLOWER (Mimulus lewisii, Gauklerblume)

EHRLICHKEIT — EINSAMKEIT — FURCHT — JUGENDALTER — MÄNNLICHKEIT — MASKE TRAGEN — SCHULD — SEXUALITÄT — TEILEN — VERDRÄNGUNG — VERWUNDBARKEIT

— wenn man Angst davor hat, seine wahren Gefühle zu zeigen und auszudrücken;
— bei Furcht, seine weichen Seiten oder die intimen Gefühle des Herzens zu zeigen und dabei das Herz zu öffnen für größere Verletzlichkeit.

PINK YARROW (Achillea millefolium, Gewöhnliche Schafgarbe, rosa)

EINFLUSS — EMPFINDLICHKEIT — ENTKRÄFTUNG — ESSSTÖRUNGEN — GELASSENHEIT — KINDHEIT — NEGATIVITÄT — NERVOSITÄT — PARANOIA — SCHUTZ — SCHWANGERSCHAFT — STADTLEBEN — STÄRKE — STRESS —

TADEL — TOD UND STERBEN — ÜBERWÄLTIGTSEIN — UMWELT — VERWUNDBARKEIT — ZITTRIGKEIT

— bei emotionaler Überempfindlichkeit;
— wenn man als „psychischer Schwamm" leicht die emotionale oder psychische Aura seiner Umwelt oder in der Nähe befindlicher Menschen in sich aufnimmt;
— gibt einen Sinn für emotionale Klarheit, welche Gefühle zu einem selbst gehören und welche anderen Menschen.

POISON OAK (Rhus diversiloba, Sumach)

FURCHT — SCHRANKEN — UMWELT

— gegen die Furcht, durch intimen Kontakt mit anderen Ablehnung oder Schmerzen zu erfahren; auch wenn man sich fürchtet, in der Natur zu sein;
— flößt Respekt und Beachtung von Grenzen und Einschränkungen in sozialen Situationen und in der Umwelt ein.

POMEGRANATE (Punica granatum, Granatapfel)

JUGENDALTER — KÖRPER — KONFLIKT — KREATIVITÄT — LEBENSFÜHRUNG — MUTTER — PSYCHOSOMATISCHE STÖRUNGEN — SCHWANGERSCHAFT — SEXUALITÄT — WAHL — WEIBLICHKEIT — ZWIESPÄLTIGKEIT

— um so zu arbeiten, daß man den weiblichen Kräften durch Fortpflanzung und durch Kreativität in der Welt Ausdruck verleiht;
— wenn Frauen in Konflikt geraten, ob sie der Karriere oder der Familie den Vorrang geben sollen;
— für positive und ausgeglichene weibliche Kreativität;
— um mit dem göttlichen weiblichen Prinzip in der Frau und der Anima im Mann Kontakt zu bekommen;
— oft hilfreich bei Frauenbeschwerden, wenn sie mit einem Konflikt hinsichtlich der kreativen Kräfte zusammenhängen.

QUAKING GRASS (Briza maxima, Großes Zittergras)

BEWEGLICHKEIT — EIGENLIEBE — HARMONIE — KOMMUNIKATION — KONFLIKT — SOZIALE BEZIEHUNGEN — TOLERANZ — ÜBERBLICK — WÜRDIGUNG — ZUHÖREN — ZUSAMMENARBEIT

— zum Beugen und Verbinden individueller Egos für eine gemeinsame Aufgabe;
— für Gruppenharmonie und Zusammenarbeit an einer gemeinsamen Aufgabe;
— für individuelle Flexibilität zugunsten einer Gemeinschaftsarbeit;

— wird verwendet, um Persönlichkeitskonflikte in Gruppen zu überwinden, die zusammenarbeiten wollen.

QUINCE (Chaenomeles speciosa, Zierquitte)

ANNEHMEN — HÄRTE — KONFLIKT — LIEBE — MACHT — MILDE — MUTTER — SELBSTVERWIRKLICHUNG — STÄRKE — WEIBLICHKEIT

— um die Stärke und positive Kraft der Liebe zu entwickeln;
— besonders für Frauen, die sich zerrissen fühlen zwischen dem berechtigten Bedürfnis nach Macht und Stärke einerseits und ihrer Fähigkeit zu lieben und zu umsorgen andererseits, wie bei z. B. alleinerziehende Mütter.

RABBITBRUSH (Chrysothamnus nauseosus, Korbblütler)

AUFGEWECKTHEIT — AUFMERKSAMKEIT — BEWUSSTMACHEN — BLICKWINKEL — EINZELHEITEN — KONZENTRATION — MENTALE KLARHEIT — SCHARFEINSTELLUNG — SYNTHESE — ÜBERBLICK — ÜBERWÄLTIGTSEIN — ZERSTREUTHEIT

— für eine weite Perspektive, die alle Einzelheiten einschließt;
— um Situationen beherrschen zu lernen, die die gleichzeitige Aufmerksamkeit in mehreren Richtungen erfordern;
— für Aufgewecktheit und scharfe Bewußtheit;
— um das „große ganze Bild" zu sehen;
— für Menschen, die leicht von der Fülle der Einzelheiten überwältigt werden.

RED CHESTNUT (Aesculus carnea, Rote Roßkastanie)

EMPFINDLICHKEIT — FURCHT — GELASSENHEIT — MUTTER — SCHWANGERSCHAFT — VERHAFTETSEIN — ZWANGSVORSTELLUNGEN — ZWEIFEL

— um anderen Menschen ruhige, heilende Gedanken zu senden;
— gegen Überbesorgtheit und Kummer um andere;
— wenn man erwartet, daß anderen Unheil zustoßen wird.

RED CLOVER (Trifolium pratense, Wiesen—Rotklee)

FÜHRERSCHAFT — GELASSENHEIT — GESAMMELTSEIN — HYSTERIE — NOTFALL — PSYCHISCHE STÖRUNGEN — SCHUTZ — TOD UND STERBEN — ÜBERWÄLTIGTSEIN — VERWUNDBARKEIT

— für Gelassenheit inmitten von Gruppenpanik oder Hysterie;

— läßt mehr aus dem eigenen Ich als aus Gruppen— oder Massenbewußtsein handeln;
— wird empfohlen bei Naturkatastrophen oder Notfällen als „psychische erste Hilfe";
— auch hilfreich in emotional geladenen Familiensituationen.

RESCUE REMEDY (Blütenessenz—Kombination aus CHERRY PLUM, CLEMATIS, IMPATIENS, ROCK ROSE und STAR OF BETHLEHEM)

NOTFALL — SCHOCK

— allgemeines Notfallmittel;

ROCK ROSE (Helianthemum nummularium, Gelbes oder Gewöhnliches Sonnenröschen)

FURCHT — MUT — TOD UND STERBEN — TRANSZENDENZ

— für einen Mut, bei dem man über sich selbst hinauswächst;
— gegen die Angst, sich selbst zu verlieren, gegen die Angst vor dem Tod oder dem Ich–Tod.

ROCK WATER (Quellwasser vom Mount Shasta)

BEWEGLICHKEIT — ERNST — ESS—STÖRUNGEN — HÄRTE — IDEALISMUS — KRITIK — MÄRTYRERTUM — PFLICHTBEWUSSTSEIN — SPONTANEITÄT — TOLERANZ
— VERDRÄNGUNG — ZWANGSVORSTELLUNGEN

— für Sontaneität und fließende, anpassungsfähige Lebenseinstellung;
— bei übergroßer Strenge zu sich selbst, Selbstverleugnung, bei rigorosem Asketentum.

ROSEMARY (Rosmarinus officinalis, Rosmarin)

ALTERN — GEERDETSEIN — KÖRPER — PSYCHISCHE STÖRUNGEN — WACHHEIT — WÄRME

— bei Neigung zu außerkörperlichen Zuständen;
— bei Unfähigkeit, mit Seelenwärme integrierte Spiritualität zu erleben;
— bei verminderten Ich–Kräften im physischen Körper, die sich als Vergeßlichkeit und schlechter Kreislauf äußern können.

SAGE (Salvia officinalis, Gartensalbei, Echter Salbei)

ALTERN — BEWUSSTMACHEN — EINSICHT

— um die innere Weisheit aus seinen Lebenserfahrungen zu entdecken;
— um seine Erfahrungen zu analysieren und die Lehren daraus zu nutzen;
— macht fähig, über die Bedeutung der Ereignisse des Lebens nachzudenken.

SAGEBRUSH (Artemisia tridentata, Beifuß)

EHRLICHKEIT — FREIGEBEN — LOSLASSEN — MASKE TRAGEN — NICHTVERHAFTETSEIN — REINIGUNG — SUCHT — TREUE ZUM SELBST — ÜBERGANG — VERHAFTETSEIN — VERHALTENSMUSTER

— um sich von einem falschen Bild von sich selbst zu lösen, von unwesentlichem oder „überflüssigem Gepäck", das keinem produktiven Zweck mehr dient;
— zum Reinigen und Leermachen;
— bringt die „wesentlichen" Aspekte des Selbst besser zum Bewußtsein.

SAGUARO (Cereus gigantus, Sagura—Riesensäulenkaktus)

ENTFREMDUNG — JUGENDALTER — KONFLIKT — MÄNNLICHKEIT — VATER

— für ein ausgeglichenes Verhältnis zu spiritueller Autorität und Führung;
— bei Entfremdung und Konflikt bezüglich Autoritäten und Machtpersonen;
— für die Verbindung mit dem Alten und Tiefgründigen in der spirituellen Tradition.

SAINT JOHN'S WORT (Hypericum perforatum, Gewöhnliches Johanniskraut)

AUFGEWECKTHEIT — EMPFÄNGLICHKEIT — EMPFINDLICHKEIT — ENTKRÄFTUNG — FURCHT — GEERDETSEIN — KINDHEIT — LEICHTIGKEIT — NOTFALL — SCHLAFLOSIGKEIT — SCHUTZ — SICHERHEIT — SPIRITUELLE ERFAHRUNGEN — TAGTRÄUMEN — TOD UND STERBEN — TRÄUME — UNSICHERHEIT — VERTRAUEN — VERWUNDBARKEIT — WACHHEIT — ZUVERSICHT

— für göttlichen Schutz und Führung, wenn man sich in einem übermäßig ausgedehnten Zustand des Bewußtseins befindet;
— für die Fähigkeit, das „innere Licht" als eine Quelle des Bewußtseins zu erfahren;
— gegen Ängste, die aus außerkörperlichen Erfahrungen, Angstträumen stammen;
— hilfreich gegen Bettnässen und andere nächtliche Kindheitstraumen;
— für Schwellen wie Tod oder Krankheit.

SCARLET MONKEYFLOWER (Mimulus cardinalis, Gauklerblume)

BEWUSSTMACHEN — DESTRUKTIVITÄT — DUNKLE SEITE — FREIHEIT — FURCHT — HASS — KOMMUNIKATION — LÄUTERUNG — MACHT — MUT — NEGATIVITÄT — NIEDERES SELBST — SOZIALE BEZIEHUNGEN — SUCHT — TOD UND STERBEN — VERDRÄNGUNG — VERMEIDEN — ZORN

— für den Mut, starken Emotionen, besonders Zorn, ins Gesicht zu schauen oder sie auszudrücken;
— bei Verdrängung von oder Furcht vor intensiven Emotionen, die sich auf verborgene oder abrupte Weise manifestieren können;
— wenn es in Beziehungen um Macht und Zorn geht.

SCLERANTHUS (Scleranthus annuus, Einjähriger Knäul)

ENTSCHLOSSENHEIT — GLEICHGEWICHT — KONFLIKT — LEBENSFÜHRUNG — MÄSSIGKUNG — SCHWANGERSCHAFT — SPRUNGHAFTIGKEIT — UNBEWEGLICHKEIT — UNENTSCHLOSSENHEIT — URTEIL — WAHL — ZERSTREUTHEIT — ZÖGERN — ZUVERSICHT — ZWEIFEL — ZWIESPÄLTIGKEIT

— um vertrauensvoll Entscheidungen zu treffen;
— gegen Unschlüssigkeit und Zwiespalt hinsichtlich von miteinander in Konflikt stehenden Wahlmöglichkeiten oder Neigungen.

SCOTCH BROOM (Cytisus scopaius, Besenginster)

ANNEHMEN — BEHARRLICHKEIT — BLICKWINKEL — DEPRESSION UND VERZWEIFLUNG — DIENEN — ENTMUTIGUNG — GLAUBE — MANIFESTATION — MOTIVATION — PESSIMISMUS — STÄRKE — TRÜBSINN — ZWEIFEL

— um Hindernisse als Gelegenheit anzusehen, daran zu wachsen und der Welt zu dienen;
— besonders beim Gefühl einer drohenden Apokalypse, welches die Seele verdunkelt oder belastet;
— um Pessimismus und Verzweiflung zu überwinden, das Gefühl „wozu das alles?";
— wenn es in einer Depression über persönliche Probleme hinausgeht und man dabei von der Weltlage bedrückt wird.

SELF-HEAL (Prunella vulgaris, Gewöhnliche Braunelle)

AUSGLEICH UND ABRUNDUNG — ERSCHÖPFUNG — ESSSTÖRUNGEN — GLAUBE — IMMUNSTÖRUNGEN — INDIVIDUALITÄT — KÖRPER — KONFLIKT — MASSAGE — NOTFALL — PSYCHOSOMATISCHE STÖRUNGEN — SCHOCK — SELBST ANNEHMEN — SELBSTVERWIRKLICHUNG — SUCHE — SUCHT — VERJÜN-

GUNG — VERTRAUEN — VITALITÄT — ZUVERSICHT — ZWEIFEL — ZWIESPÄLTIGKEIT

— um die eigenen Selbstheilungskräfte zu wecken;
— für Selbstvertrauen und Annehmen seiner selbst;
— um die innere Motivation zu finden, gesund zu sein;
— ergänzt andere Essenzen und Gesundheitsmaßnahmen, indem es die innere Kraft vermittelt, auf den Selbstheilungsprozeß zu vertrauen und an ihm teilzunehmen;
— besonders für Menschen, die viele Methoden, gesund zu werden, ohne Erfolg ausprobieren, die die in ihnen selbst liegende Kraft zur Genesung finden müssen.

SHASTA DAISY (Chrysanthemum maximum, Verschiedenblättrige Margerite)

BEWUSSTMACHEN — BLICKWINKEL — DENKEN — EINSICHT — EINZELHEITEN — IDEEN — KONZENTRATION — MENTALE KLARHEIT — STUDIEREN — SYNTHESE — ÜBERBLICK — WAHL — ZERSTEUTHEIT

— für die Synthese vieler Ideen zu einem lebenden Ganzen;
— für die Fähigkeit, das „lebende Bild" zu sehen oder archetypisches Verständnis zu erreichen, das verschiedene Ideen oder Perspektiven umfaßt;
— für jene, die viele einzelne Informationen sammeln, ohne fähig zu sein, sie in ein bedeutungsvolles Ganzes zu integrieren; für ein mandalisches Bewußtsein.

SHOOTING STAR (Dodecatheon hendersonii, Götterblume, Riesen-Zyklame)

EINBEZOGENSEIN — ENTFREMDUNG — GEERDETSEIN — KÖRPER — SCHWANGERSCHAFT — SOZIALE BEZIEHUNGEN — UMWELT — WAHL — ZWIESPÄLTIGKEIT

— gegen tiefsitzende Seelenentfremdung, man fühlt sich auf der Erde nicht zu Hause;
— für jene, die sich nicht als Teil der menschlichen Rasse fühlen oder das Gefühl haben, nicht hineinzupassen;
— hilfreich bei abrupter Geburt oder zu schnellem Abstieg der Seele in die Erdsphäre;
— hilfreich für Menschen, die sich als Eindringlinge fühlen.

STAR OF BETHLEHEM (Ornithogallum umbellatum, Doldiger Milchstern)

GELASSENHEIT — KUMMER — LINDERUNG — SCHOCK — TOD UND STERBEN

— bei Schock oder Trauma, akut oder früher erlebt;
— wird besonders wegen seiner beruhigenden und harmonisierenden Eigenschaften benutzt.

STAR THISTLE (Centaurea solstitialis, Sonnwend—Flockenblume)

BESITZGIER — FURCHT — GIER — SOZIALE BEZIEHUNGEN — TEILEN

— fördert Teilen und Großzügigkeit, man gibt anderen von sich selbst;
— bei Geiz und Unfähigkeit, sich selbst oder seinen Besitz mit anderen zu teilen, was oft auf Angst vor Mangel basiert;
— hilft, die Persönlichkeit dem inneren Überfluß zu öffnen, anstatt sich auf äußere Sicherheiten zu stützen.

STAR TULIP (Calochortus tolmiei, Mormonentulpe)

ANMUT — BEWUSSTMACHEN — EMPFÄNGLICHKEIT — EMPFINDLICHKEIT — HÄRTE — HARMONIE — IDEEN — KLARHEIT — MÄNNLICHKEIT — MASSAGE — MEDITATION — MILDE — MUTTER — REINIGUNG — SCHRANKEN — SCHWANGERSCHAFT — SPI—RITUELLE ERFAHRUNGEN — STILLE — STUMPFHEIT — SUCHT — TRÄUME — UMWELT — WEIBLICHKEIT — ZUHÖREN

— um für die spirituellen Bereiche empfänglich zu werden;
— um auf die „innere Stimme" zu horchen;
— um Zugang zum weiblichen Aspekt des Selbst zu schaffen;
— erhöht die Bewußtheit in Meditation und Träumen;
— hilft zur „Anima" in der Psyche Verbindung zu erhalten, macht das Innenleben sanft und stimmt die Seele ein auf das Göttliche.

STICKY MONKEYFLOWER (Mimulus aurantiacus, Gauklerblume)

EINSAMKEIT — FURCHT — JUGENDALTER — SEXUALITÄT — UNZULÄNGLICHKEIT — VERDRÄNGUNG — WÄRME

— vertreibt Furcht und Verwirrung über Intimität, speziell sexuelle Intimität;
— zur Harmonisierung und zum Ausgleichen emotionaler Gefühle über die Sexualität;
— hilft bei Blockierung der Bereitschaft zur Intimität, die zurückzuführen ist auf unverarbeitete Schmerzen aus früheren Beziehungen;
— kann sowohl überaktives Sexualleben als auch unterdrückte sexuelle Gefühle ins Gleichgewicht bringen;
— für Integration von Liebe und Sexualität.

SUNFLOWER (Helianthus annuus, Einjährige Sonnenblume)

AGGRESSIVITÄT — AUTORITÄT — EIGENLIEBE — ENTFREMDUNG — FÜHRERSCHAFT — INDIVIDUALITÄT — JUGENDALTER — KINDHEIT — KONFLIKT — MACHT — MÄNNLICHKEIT — MASKE TRAGEN — SELBSTACHTUNG — SELBSTAUSLÖSCHEN — SELBSTERHÖHUNG — SELBSTVERWIRKLICHUNG — SEXUALI-

TÄT — SOZIALE BEZIEHUNGEN — STÄRKE — STOLZ — SUCHT — TOD UND STERBEN — TRANSZENDENZ — UNZULÄNGLICHKEIT — VATER — VERTRAUEN — WEIBLICHKEIT — ZUVERSICHT

— für ausgewogenen Ausdruck des Ich in der Individualität;
— bei Störungen in der Vaterbeziehung;
— gegen beide Extreme: Selbstauslöschung und Selbstgefälligkeit;
— zur Förderung strahlender Ich-Kräfte;
— gleicht Verzerrungen im Ich aus, die entweder von niedriger Selbstachtung oder aus Eitelkeit herrühren.

SWEET CHESTNUT (Castanea sativa, Eßkastanie, Edelkastanie)

DEPRESSION UND VERZWEIFLUNG — GLAUBE — TOD UND STERBEN — TRANSZENDENZ

— für Glauben, auch wenn das Äußerste in Prüfungen abverlangt wird;
— gegen Verzweiflung, extreme Qual, wenn „Nacht über der Seele" ist, wenn man sich von Gott getrennt fühlt.

SWEET PEA (Lathyrus latifolus, Breitblättrige Platterbse)

EINBEZOGENSEIN — EINSAMKEIT — ENTFREMDUNG — FURCHT — GEERDETSEIN — KONFLIKT — SOZIALE BEZIEHUNGEN — SUCHE

— für soziale Verbundenheit und Wurzeln in einer Gemeinschaft;
— gegen soziale Entfremdung, besonders bezüglich des Gefühls, Teil einer Familie oder Gemeinschaft zu sein;
— bei Angst vor sozialer Bindung (man wandert von Ort zu Ort und fühlt sich nirgends zu Hause).

TANSY (Tancetum vulgare, Rainfarn)

APATHIE — ENTSCHLOSSENHEIT — ESSSTÖRUNGEN — HANDELN — KATALYSATOR — KÖRPER — MOTIVATION — SCHWERFÄLLIGKEIT — TRÄGHEIT — UNBEWEGLICHKEIT — UNENTSCHLOSSENHEIT — VERSCHLEPPEN — WILLE — ZÖGERN

— für entschlossenes Handeln, um das gesteckte Ziel zu erreichen;
— zum Durchbrechen von Lethargie;
— bei der Neigung, übermäßig phlegmatisch, schwerfällig und zaudernd zu sein;
— wenn man nicht handelt, obgleich man wüßte, was zu tun wäre.

TIGER LILY (Lilium columbianum, Lilie)

AGGRESSIVITÄT — DIENEN — EHRGEIZ — FEINDSELIGKEIT — FÜHRERSCHAFT — MACHT — MÄNNLICHKEIT — NIEDERES SELBST — SOZIALE BEZIEHUNGEN — STADTLEBEN — UNEIGENNÜTZIGKEIT — WEIBLICHKEIT — WETTEIFERN — ZUSAMMENARBEIT

— zur Arbeit mit anderen für das gemeinsame Wohl;
— für Zusammenarbeit, Dienen und gegenseitige Unterstützung;
— gegen übertrieben aggressive männliche Eigenschaften und Wettstreit;
— um weiblichen Ausgleich in eine übertrieben männliche oder Yang–betonte Konstitution zu bringen;
— kann bei Frauen auch in den Wechseljahren hilfreich sein.

TRILLIUM (Trillium chloropetalum, Dreiblatt, Waldlilie)

AGGRESSIVITÄT — BESITZGIER — DIENEN — EHRGEIZ — EINBEZOGENSEIN — GIER — INSTINKT — MACHT — NEID — NICHTVERHAFTETSEIN — NIEDERES SELBST — SELBSTERHÖHUNG — SELBSTSUCHT — SOZIALE BEZIEHUNGEN — ÜBERBLICK — UNEIGENNÜTZIGKEIT — VERHAFTETSEIN — WETTEIFERN — WILLE — ZUSAMMENARBEIT

— für Selbstlosigkeit, für das Gemeinwohl arbeiten, persönliche Wünsche opfern;
— um Habgier und Machtstreben zu überwinden;
— für Reinigung und Läuterung des Basis- oder Überlebens–Chakras.

TRUMPET VINE (Campsis tagliabuana, Trompetenblume, Klettertrompete)

AGGRESSIVITÄT — FREIHEIT — FURCHT — KOMMUNIKATION — KREATIVITÄT — SELBSTACHTUNG — SELBSTAUSDRUCK — SPRECHEN — VERTRAUEN — VITALITÄT — WIEDERHOLUNG — ZUVERSICHT

— für Vitalität und Ausdruckskraft in mündlicher Kommunikation;
— um sich in Gruppen- oder sozialen Situationen aktiv und dynamisch mitzuteilen;
- für gesunde Selbstbehauptung bei der Überwindung von Leblosigkeit oder Mangel an Seelenkraft im Ausdruck, angezeigt bei Stottern oder anderen Sprachstörungen.

VERVAIN (Verbena officinalis, Eisenkraut)

ENTHUSIASMUS — ENTSPANNUNG — ERNST — ERSCHÖPFUNG — FANATISMUS — IDEALISMUS — MÄSSIGUNG — NERVOSITÄT — SPANNUNG — STRESS — TOLERANZ — WILLE — ZWANGSVORSTELLUNGEN

— bei übertriebenem Enthusiasmus, der zu Extremen führt;
— gegen fanatische oder unmäßige Anspannung des Willens;

— wenn jemand meint, den „wahren Glauben" zu haben und versucht, andere zu bekehren oder ihnen die eigenen Ideen aufzuzwingen.

VINE (Vitis vinifera, Weinrebe)

AGGRESSIVITÄT — AUTORITÄT — DIENEN — EHRGEIZ — EIGENLIEBE — EINFLUSS — FANATISMUS — FÜHRERSCHAFT — MACHT — MÄNNLICHKEIT — SELBSTERHÖHUNG — TOLERANZ — VERDRÄNGUNG — WILLE

— gegen Überfahren des Willens anderer, gegen übertriebenen Egoismus;
— fördert positives Dienen an der Gemeinschaft und Führerschaft.

VIOLET (Viola adunca, Veilchen)

EINBEZOGEN SEIN — EINSAMKEIT — EMPFÄNGLICHKEIT — ENTFREMDUNG — FURCHT — INDIVIDUALITÄT — KOMMUNIKATION — RESERVIERTHEIT — SCHÜCHTERNHEIT — SELBSTAUDRUCK — SOZIALE BEZIEHUNGEN — TEILEN — UMWELT

— um in Gruppensituationen Wärme, Vertrauen und Offenheit zu entwickeln;
— gegen Schüchternheit und die Furcht, in einer Gruppe das Selbst zu verlieren;
— gegen die Neigung, sich zurückzuhalten oder sich zurückzuziehen, um dadurch sein Selbstgefühl zu schützen, und man sich doch danach sehnt, die Wärme der Gruppe zu spüren;
— Menschen, die Violet brauchen, haben oft eine sehr feinfühlige und tief spirituelle Gesinnung.

WALNUT (Juglans regia, Walnuß)

AUTORITÄT — EINFLUSS — EMPFINDLICHKEIT — FREIHEIT — IMMUNSTÖRUNGEN — LEBENSFÜHRUNG — SCHUTZ — SCHWANGERSCHAFT — STÄRKE — TOD UND STERBEN — TREUE ZUM SELBST — ÜBERGANG — VERHALTENSMUSTER

— für Freiheit von begrenzenden Einflüssen;
— für alle Übergäng im Leben, innere und äußere;
— von Dr. Bach der „Kettensprenger" genannt;
— um aus alten Verhaltensmustern auszubrechen;
— um die eigene Richtung zu finden, frei vom Ziehen und Schubsen anderer.

WATER VIOLET (Huttonia palustris, Sumpfwasserfeder)

DIENEN — EINBEZOGENSEIN — RESERVIERTHEIT — SCHRANKEN — SOZIALE BEZIEHUNGEN — STOLZ — TEILEN — VERMEIDEN

— bei Reserviertheit und hochmütiger Geringschätzung anderer;
— oft verbunden mit dem Gefühl, man sei anderen überlegen.

WHITE CHESTNUT (Aesculus hippocastanum, Weiße Roßkastanie)

DENKEN — ENTSPANNUNG — ERSCHÖPFUNG — FREIGEBEN — GELASSENHEIT — KLARHEIT — KONZENTRATION — MEDITATION — RASTLOSIGKEIT — SCHLAFLOSIGKEIT — STILLE — TRÄGHEIT — WIEDERHOLUNG — ZWANGSVORSTELLUNGEN

— für inneres Stillwerden;
— wenn die Gedanken dauernd plappern, sich wiederholend im Kreise drehen;
— wenn der Geist rast oder zwanghaftem Denken unterliegt.

WILD OAT (Bromus ramosus, Verzweigte Waldtrespe)

ERNST — KLARHEIT — KONFLIKT — LEBENSFÜHRUNG — MANIFESTATION — RASTLOSIGKEIT — SCHARFEINSTELLUNG — SELBSTVERWIRKLICHUNG — SICHERHEIT — SUCHE — UNENTSCHLOSSENHEIT — WAHL

— für Klarheit über den Lebenszweck und die Berufung;
— besonders bei Neigung, viele verschiedene Tätigkeiten zu versuchen;
— bei rastlosem Suchen, für den „Hansdampf in allen Gassen", der in keinem Gebiet Meister wurde.

WILD ROSE (Rosa canina, Heckenrose, Hundsrose)

ERSCHÖPFUNG — KUMMER — PSYCHOSOMATISCHE STÖRUNGEN — RESIGNATION

— gegen Apathie und bei Mangel an Motivation, gesund zu werden bei sich hinziehenden Krankheiten;
— wenn man gegenüber der Krankheit resigniert und kein sinnfälliges Interesse an irdischen Geschäften mehr hat.

WILLOW (Salix vitellina, Gelbe Weide, Dotter—Weide)

ALTERN — BEWEGLICHKEIT — GROLL — HASS — NEGATIVITÄT — TADEL — TOD UND STERBEN — VERANTWORTLICHKEIT — VERGEBEN

— um Verantwortung zu übernehmen;
— um andere zu nehmen, wie sie sind und ihnen zu vergeben;
— gegen Kritiksucht, Bitterkeit und Groll.

YARROW (Achillea millefolium, Gewöhnliche Schafgarbe)

EMPFINDLICHKEIT — ENTKRÄFTUNG — ESSSTÖRUNGEN — IMMUNSTÖRUNGEN — LEICHTIGKEIT — NEGATIVITÄT — NOTFALL — SCHUTZ — SCHWANGERSCHAFT — STADTLEBEN — STÄRKE — STRESS — UMWELT — VERWUNDBARKEIT

— um das Licht der Aura zu stärken, welches gegen Unfrieden durch negative Umwelteinflüsse schützt;
— um sich einen positiven psychischen Schutzschild zu schaffen;
— bei Überempfindlichkeit und Sichverwundbarfühlen;
— hilfreich für Berater und Heilkundige, die dazu neigen, die Probleme und Krankheiten ihrer Patienten zu ihren eigenen zu machen;
— oft angezeigt bei Überempfindlichkeit, die in Form von Allergien oder anderen Immunstörungen zum Ausdruck kommt.

YARROW SPECIAL FORMULA (Spezielle Zubereitung mit YARROW und Keltischem Meersalz)

NOTFALL — SCHUTZ — SCHWANGERSCHAFT

— für Schutz gegen die ätherischen Wirkungen von Strahlungen und anderen krankmachenden Einflüssen.

YERBA SANTA (Eriodictyon californicum, Heiliges Kraut)

AUSGLEICH UND ABRUNDUNG — DEPRESSION UND VERZWEIFLUNG — HERZ — KINDHEIT — KUMMER — LOSLASSEN — MASSAGE — PSYCHOSOMATISCHE STÖRUNGEN — SPANNUNG — VERDRÄNGUNG

— zum Loslassen einengender Gefühle, vor allem in der Brust, um „ausatmen" zu können;
— bei Neigung zu verinnerlichter Melancholie und wehmütiger Traurigkeit;
— hilft im Verein mit anderen Essenzen, die schmerzliche oder aufwühlende Gefühle erregen;

— hilfreich für Kranke, die an Atembeschwerden leiden, wenn diese ein Ausdruck für unaufgelöstes Trauma und Schmerzen sind.

ZINNIA (Zinnia elegans, Zinnie)

ANNEHMEN — ENTKRÄFTUNG — ERNST — FREUDE — FRÖHLICHKEIT — INNERE DÜRRE — INTELLEKTUALISMUS — KINDHEIT — LEICHTIGKEIT — SPONTANEITÄT — STUMPFHEIT

— für kindlichen Humor und Leichtigkeit, Lösen von Spannung, um das positive innere Kind in sich zu spüren;
— für jene, die sich zu ernst nehmen, gegen Fadheit.

STICHWORTVERZEICHNIS

AUFSTELLUNG DER IM REPERTORIUM AUFGEFÜHRTEN KALIFORNISCHEN BLÜTENESSENZEN

FES STOCK KIT 1	**FES STOCK KIT 2**	**FES STOCK KIT 3**
Blackberry	Basil	Aloe Vera
Borage	Black-Eyed Susan	Arnica
California Poppy	Bleeding Heart	California Pitcher Plant
Chamomile	Buttercup	Chaparral
Dill	Calendula	Deer Brush
Fuchsia	California Wild Rose	Dogwood
Iris	Cayenne	Filaree
Madia	Corn	Hound's Tongue
Manzanita	Dandelion	Indian Pink
Morning Glory	Garlic	Mallow
Nasturtium	Golden Ear Drops	Mariposa Lily
Penstemon	Goldenrod	Mountain Pennyroyal
Pink Yarrow	Indian Paintbrush	Mountain Pride
Red Clover	Larkspur	Mugwort
Sagebrush	Lavender	Mullein
Scarlet Monkeyflower	Lotus	Oregon Grape
Scotch Broom	Pomegranate	Peppermint
Self-Heal	Quaking Grass	Quince
Shasta Daisy	Rabbitbrush	Shooting Star
Star Tulip	Saguaro	Star Thistle
Sticky Monkeyflower	Saint John's Wort	Tansy
Sunflower	Trumpet Vine	Tiger Lily
Sweet Pea	Yerba Santa	Trillium
Yarrow	Zinnia	Violet

FES-ESSENZEN, DIE NICHT IN DEN DREI KITS ENTHALTEN SIND

Angelica	Forget-Me-Not	Rosemary
Calla Lily	Hibiscus	Sage
Canyon Dudleya	Pink Monkeyflower	Yarrow Special
Fairy Lantern	Poison Oak	Formula

Bezugsquellen für Kalifornische Blütenessenzen durch den Verlag.

Dirk Albrodt

Gesund durch Blütenessenzen

Handbuch Kalifornischer Blütenbehandlung

Nach Jahrzehnten der Erforschung und Etablierung der Bach-Blütentherapie ist nun die Zeit gekommen, weitere Erkenntnisse über die Heilkraft der Blüten zu suchen. Wie kann man das Spektrum der Möglichkeiten der Bach-Blüten erweitern? Gibt es Aspekte, die früher einen weniger großen Stellenwert in der Beurteilung von Blüten hatten, die heute aber beachtet werden sollten? Welche von Bach nicht benutzten Pflanzen verfügen dennoch über heilende Kräfte. Und welche sind für die Gegenwart, die Zeit des Umbruchs im Weltgefüge, besonders wichtig?
Das Buch „Gesund durch Blütenessenzen" faßt zum erstenmal die Informationen über die „neuen" Blüten zusammen. Jede einzelne von ihnen wird mit ihren Besonderheiten vorgestellt. Dazu wird ein Sechs-Schritt-Auswahlverfahren beschrieben, mit dessen Hilfe der Anwender schnell und sicher die für ihn selbst oder für andere passenden Blüten herausfinden kann. Kombinationen zueinander passender Essenzen werden vorgeschlagen aber auch ergänzende Therapievorschläge gemacht, die die Wirkung der Essenzen verstärken können.
Ein Handbuch zum Kennenlernen der Kalifornischen Blütenessenzen, zum Lernen, zum Nachschlagen - ein Versuch, jeden auf die Möglichkeiten, die in ihm ungenutzt ruhen, aufmerksam zu machen und auf die Chance, diese Möglichkeiten leicht und sanft zu nutzen.

ISBN 3-927518-12-3 LAREDO VERLAG

Herbert Thelesklaf

Blüten heilen Kinderseelen

In unserer modernen, technologisch geprägten Zivilisation, erleben die Kinder vermehrt ein Trauma, wenn sie in das Erdendasein eintreten, in dem die Natur zunehmend verändert und gestört ist. Es ist unser aller Aufgabe Kindern zu helfen, unbefangen und voll Selbstvertrauen durchs Leben zu gehen und die Anforderungen ihrer wechselnden Lebensstationen wie Kindheit, Kindergarten, Schule und Berufsausbildung zu bestehen, um als Erwachsene auf ihre Fundamente bauen zu können und ihr Leben erfüllt zu meistern.

Es gibt viele Wege, Kindern zu helfen, ihre inneren Kräfte in der physischen Welt harmonisch zu entwickeln. Eine natürliche Therapie, die auf der „Muttersprache" der Erde gründet, ist sicherlich eine der sanftesten und angemessensten.

Blütenessenzen sind Bindeglieder zwischen Natur und Mensch sowie zwischen Seele und Körper. Sie können viele körperliche Beschwerden erleichtern, aber ihre besondere Wirkung erfaßt die feinstofflicheren Bereiche des menschlichen Seins, sie wirken über die Seele.

Besonders in der Therapie von Kindern (und des Kindes in jedem von uns) scheint es wichtig zu sein, die Bedeutung der Seele zu verstehen. Kinder sind ja noch so offen und aufnahmefähig für subtile Einflüsse. Deshalb sind Blütenessenzen bei Kindern von so großer Wirksamkeit und Therapeuten berichten, daß Kinder auf die passende Essenz sehr positiv und außergewöhnlich und häufig in kürzerer Zeit als Erwachsene reagieren.

„Blüten heilen Kinderseelen" richtet sich in erster Linie an die Eltern. Es soll aber auch Therapeuten Hinweise geben, welche Blütenessenzen gerade für Kinder hilfreich sind. Eine Sammlung ausgewählter Fallbeispiele ergänzt das Werk.

ISBN 3-927518-02-6 LAREDO VERLAG

Hans Höting

Kraftquell Gedanke

Gedankenkraft schafft Lebenskraft

Der Rolle des Geistes und der Energie bei der Vorbeugung und Heilung von Krankheiten wird von der Medizin eine immer größere Bedeutung zugemessen.
Hans Höting hat als Heilpraktiker bald erkannt, daß die wirkliche Ursache vieler Erkrankungen im geistig-energetischen Bereich zu suchen ist und daß echte, dauerhafte Heilung nur zu erreichen ist, wenn die Therapie hierauf abgestellt wird.
„Kraftquell Gedanke" ist voll von theoretischen Hinweisen und praktischen Übungen zur Vorbeugung und Selbstbehandlung von Krankheiten. Dabei verbindet der Autor ganz bewußt die Verbindung von Witz und Weisheit. Damit will er den Leser auf zweierlei hinweisen:

1. Geistheilung hat nichts mit den oft frömmelnd, geheimnisvoll, fanatisch praktizierten, esoterisch angehauchten Heilbotschaften einiger selbsternannter Meditationsfreaks und Heilgurus zu tun. Geistheilung muß lebensnah bleiben, so, wie es der Humor ist.
2. Der Humor als Therapie durch eine ungewöhnliche Kombination von Witz und Weisheit.

Weil es hierbei um grundlegende Erkenntnisse und Lebensgesetze geht, gibt das Buch ganz nebenbei viele Anregungen zur Bewußtseinsbildung, zum Thema „Positive Lebenseinstellung" und „Lebensmeisterung", unterstützt durch viele Aphorismen.
Ein ungewöhnliches Buch, flüssig, praxisnah, interessant geschrieben. Es wendet sich an alle mit dem Ziel der Bewußtseinserweiterung, Verbesserung der Lebensqualität und der Festigung der eigenen Gesundheit. Vor allem aber sei das Buch Kranken empfohlen. Es zeigt ihnen neue Perspektiven auf, mit dem Schicksal Krankheit besser fertig zu werden.

ISBN 3-927518-10-7 LAREDO VERLAG

William P. Lambert
M.I.P.T.I., M.A.P.N.T.

Die Aura — Dein Farbenkleid

Das faszinierende Strahlen der menschlichen Aura kann so wunderschön sein, daß es jenseits einer adäquaten Darstellung mit weltlichen Farben durch jeden Künstler liegt. Das kommt daher, daß die Aura in ihrer Erscheinung lebendig ist, schwingt und sich irisierend in regenbogenartig strahlenden Farben entfaltet, die sich bewegen und pulsieren. Die Aura offenbart die Qualität, den Fortschritt und die Entwicklung einer Seele.
Das Buch enthält viele farbige Aurabilder und ist die Geschichte eigener Erfahrungen eines natürlich-sensitiven Menschen, der im Jahr 1983 plötzlich entdeckte, daß er Aurabilder malen konnte. 1985 zeichnete er mit einemmal mit geschlossenen Augen ein vollständiges Gesicht — in das Aurabild eines Patienten.
Seither hat man den Autor gebeten mehrere Tausend Auras, aus der Inspiration heraus, zu malen. Diese Bilder entstehen in Verbindung mit spiritueller Psychotherapie, um Probleme aus tieferen Ebenen des Bewußtseins zu klären. Berücksichtigt werden auch die kosmischen Gesetze.
William P. Lambert arbeitet sein 1970 als Heiler. 1976 trat er in das College White Lodge (Ausbildungszentrum für Geistheiler in England) ein. 1985 gab er seine damalige berufliche Tätigkeit auf und arbeitet seither als Lehrer für die White Lodge in England, Deutschland und Österreich.
William P. Lambert ist Gründer von „The Triad Center" in Horsham und unterrichtet dort Heilen für den West Sussex County Council. Er ist stellvertretender Vorsitzender der Sussex Spiritual Healers Association mit über 600 Mitgliedern.

ISBN 3-927518-14-X *LAREDO VERLAG*

Maruschi Adamah Magyarosy

Vom Ozean zum Gipfel

Teil 1: Unterwegs mit der Sehnsucht
Teil 2. Der Eremit und Ich

Maruschi Adamah Magyarosy beschreibt das Indien hinter dem Indien, gesehen, gehört, wahrgenommen mit anderen Augen, mit anderen Ohren, denn die Seele Indiens läßt sich weder „touristisch" noch durch „Guru-Shopping" erfassen. Sie will erlebt und erfühlt sein, mit dem ganzen Herzen, nicht nur mit den Augen. Und das ist ein Prozeß, der nicht in einer zweiwöchigen „Sight-Seeing-Tour" geschieht.
Über die Begegnung mit herausragenden spirituellen Persönlichkeiten und Lehrern erlebt M. A. M. ihre persönlichen Prozesse, die sie dem interessierten Leser in ihrer originellen Art und Weise mitteilt. Besonders berührend ist der zweite Teil, die unmittelbare Begegnung mit dem Sannyasin, der ihr in persönlicher Weise das vermittelt, was sie zeitweise bereits auf ihrer äußeren und inneren „Pilgerreise" vom Ozean zum Gipfel erlebt hat. Sie erfährt eine innere Neuwerdung – und das wichtigste: Liebe kommt nicht von außen — sie ist weder an Normen, noch an Konfessionen, noch an Konventionen gebunden. Sie kennt kein Gesetz, kein Alter, kein Geschlecht, keine Rasse. Sie ist kein Spiel für Feiglinge und Schwächlinge. „Sie wird aus unserem Bewußtsein geboren. Sie kann nur in Freiheit bestehen und sich entfalten. Und doch verbindet sie alles... denn um der Liebe willen ist die Schöpfung entstanden und um der Liebe willen wird sie aufrechterhalten..."

ISBN 3-927518-11-5 LAREDO VERLAG

VORSCHAU

Heiner Kersting

Die Traditionelle Thai–Massage

Das theoretische Fundament der Traditionellen Thai–Massage bildet eine Art Energiebahnen, die sogenannten zehn Sen. In der Yoga–Philosophie heißt es darüber: „Prana" (Lebensenergie) wird mit der Atmung und der Nahrung über ein Netz von feinstofflichen Energielinien (Sen oder Nadis) im Körper verteilt. Kommt es zu Blockaden in diesen Kanälen oder fließt zuviel Energie in diesen Sen, so führt das zum Ungleichgewicht der Körperfunktionen.
Mit ihrer Vielzahl an verschiedenen Techniken und besonderen Bewegungsabläufen gibt die Thai–Massage die Möglichkeit den Energiefluß des Körpers positiv zu beeinflussen. Das heißt, Energiestauungen können abgebaut, Spannungen ausgeglichen und geschwächte Körperpartien aktiviert werden. So wird eine Massagebehandlung dazu beitragen, die in uns wohnenden Kräfte zu harmonisieren und auszugleichen, was sich in einer Steigerung der Lebenskraft deutlich macht.
Zweifellos ist die besondere Technik der Traditionellen Thai–Massage mit keiner bekannten Massageart zu vergleichen. Sie erfordert vom Massierenden ein bestimmtes Maß an Bewegungsfähigkeit und erinnert in ihrer harmonischen Ausführung an vielen Stellen fast an einen Tanz. Wie bei einem Tanz können aktiven Bewegungen des Masseurs mit den passenden Bewegungen des Massierten zu einem Ganzen verschmelzen. Das heißt auch über die herkömmliche „zweckorientierte Massage" hinauszugehen und einen Teil der Grenzen zwischen Therapeut und Klient aufzuheben.
Einfache Basisübungen sind von jedermann leicht nachzuvollziehen. „Die Traditionelle Thai–Massage" ist ein reich bebildeter Leitfaden dazu.

ISBN 3–927518–18–2 LAREDO VERLAG